图书在版编目（CIP）数据

那些果蔬，那些美食 ：故事里的养生本草. 二 / 温长路编著. -- 上海 ：上海科学技术出版社，2024.6
ISBN 978-7-5478-6627-6

Ⅰ．①那… Ⅱ．①温… Ⅲ．①中草药—养生（中医）
Ⅳ．①R212②R243

中国国家版本馆CIP数据核字(2024)第086854号

那些果蔬，那些美食：故事里的养生本草（二）
温长路　编著

上海世纪出版（集团）有限公司
上海 科 学 技 术 出 版 社　出版、发行
（上海市闵行区号景路 159 弄 A 座 9F–10F）
邮政编码 201101　　www.sstp.cn
上海光扬印务有限公司印刷
开本 787 × 1092　1/16　印张 6.5
字数 100 千字
2024 年 6 月第 1 版　2024 年 6 月第 1 次印刷
ISBN 978–7–5478–6627–6/R·3008
定价：68.00 元

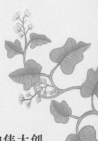

　　一纸经方传千载，一缕药香跨古今。中医药是中华民族的伟大创造，是中华文化的瑰宝，凝结着古人的生活经验，闪耀着文化传承的智慧之光。中医药理论系统而复杂，非寻常百姓可掌握，但其中的药食同源、经方验方等内容，却是人人可以触摸到的，广大群众尤其感兴趣。

　　药物的发现和人类的觅食活动有着紧密的联系，反映在"神农尝百草"等典故上。在千百年的流传中，有些药食本草和使用方法被保存下来，有些则被淘汰了；近年伴随着养生保健热的兴起，国家也制定了规范的药食同源目录，并持续修订。一般人不了解这些历史上的变化和专业上的更新，经常被社会上养生宣传乱象误导，笔者深感不安。

　　《故事里的养生本草》这套书，就是为读者们筛选出历史上"声名显赫"，至今也"根正苗红"的药食本草一一介绍，帮助大家用得放心、用得有效。写作上，借助历史故事和传说典故为引子，把传统文化与中医药串联起来，打开一扇风景独特的窗，和读者们共同分享具有中国味道的中医药宝藏。

　　前一本书，我们已经介绍过群众熟悉、喜爱的花草苗木，本书主要围绕果实种子、蔬菜水果、食品饮品等品类展开，带读者领略美味、实用的药食同源宝藏。书中每篇文章的故事引子，如上所述，是文化与知识融汇的看点。这些故事大多是有根有据的真人真事，其中虽然有些是带有神话或传说的元素，但也是来自老祖宗们的"编排"，都是从有记载的文献中找来的，绝没有个人随心所欲的杜撰。

"古今功用"板块是每篇文章的专业知识点，是对药食本草主要营养健身作用、防病疗疾功能及其古今临床应用的概括性介绍。由于这部分内容的源头，均来自历代本草著作和相关的教科书，因此无法有太多的出新，只能立足于存真、保真，并尽量写入一些在历代传承发展过程中出现的新内容、新成果。

"健康小方"板块，是健康养生和疾病防治简便方法及技巧的介绍，既有来源于先贤们医案精华的，也有来源于老百姓生活实践积累的，还有来自笔者本人几十年医疗实践感悟的，总以靠谱、有效、实用和便于操作为标准，力图让读者一看就懂、一学就会。

笔者一直强调，有四项原则是中医在文化传播和知识普及中必须坚持的：第一是方向求稳，传播要朝着稳定社会、稳定人心、稳定经济发展的方向。第二是文化求本，传播要本在文化自身、本在文化传承和本在文化推进三个环节。第三是学术求真，要讲真实的中医、真实的经验、真实的价值，要守正创新。第四是表述求亲，传播方法必须能亲近百姓、亲近生活、亲近实际，要接地气。这四项原则，始终贯穿在这本书的创作过程中。

在全书的构思中，还有个愿望是笔者想要强烈表达的：如何实现文化与科普的有机结合，写出与西医不同的中医科普作品的特点，为形成中医科普创作的风格作一些尝试。这也是近年来笔者在进行文化、科普教育和传播中一直努力呼喊的话题。

《易传》云："形而上者为道，形而下者为器。"中医学的思维方式是"形而中"，上可以通道（文化），下可以达器（科学），基本是属于混沌的中间状态，因此是具有文化和科学双重属性的。可以说，中医学是东方文化背景下的复杂性科学，是人类文化多样性与科学多元化并行的典范。

有鉴于此，中医的科普，不能舍弃其显著的文化学背景，只按照普通的要求去传播狭义的知识。回看如今接触到的对受众普及的大量养生知识，哪些是中医的、哪些内容根本没有中医，或者是仅仅贴了中医膏药的，很值得我们深思。中医人要把自己的特色表现出来，就必须研究文化与知识一体的表现轴心、表现手段和表现技巧。离开这一主导，自己的东西就会越来越少，"种了别人的田，荒了自己的地"的悲剧迟早会发生。

中医药文化传播与知识普及，如何才能具有"合二为一""融二化一"的特点？如何才能打造出中医的传播普及学？这是广大中医药人，尤其是热爱和从事这项工作的人需要去积极探索的问题。

中医文化传播与科学普及的特点，强调中和思维，机体正气决定生命盛衰。在中医的认知方法中，整体思维、辩（辨）证思维、直觉思维、中和思维、意象思维，无一不有，中国哲学的各种思维方法在中医学中都可以找到例证。但体现最充分的莫过于中和思维，中医认识论中的"天人合一"、治疗原则上的"执中致和"、药物应用上的"补偏救弊"等，无不是中和思维的具体应用。

可以毫不犹豫地说，中和是中医学的核心理念，是理解中医、运用中医、正确传播中医的出发点和立足点。离开这一点去讲中医，就不是真中医；离开这一点去看中医，与西医没什么两样。"和"与"顺"，是《黄帝内经》集中体现出的智慧，是中医养生的基本法则。《素问·上古天真论》提出的"法于阴阳，和于术数，食饮有节，起居有常，不妄作劳，故能形与神俱，尽终其天年，度百岁而去"的话，就是对"和""顺"理念的基本诠释。按照这一法则，中医的养生，就是要建立一套适合于每个人自己的良好的生活习惯。

但愿本书能够体现以上思想，帮助读者找到适合自己的养生方法，养成获益终身的生活习惯。

这套书在制作过程中获得各方友人的支持。生药摄影、本草插图由香港浸会大学陈虎彪教授、浙江省中医药研究院王恒苍医师鼎力相助，健康小方由王丹瑶、李森担纲制作，在此一并感谢。

2024 年 5 月

于北京

上篇·五果五菜能养人

上篇

五果五菜能养人

果为助，菜为充，瓜果蔬菜都有养生功，关键在食用得体，边学边品味……

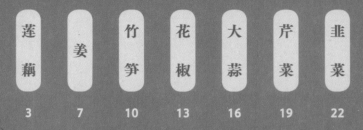
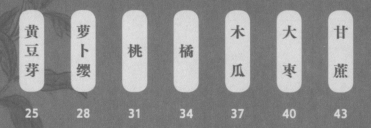
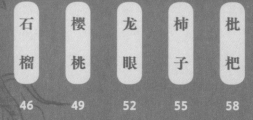

一、藕断丝连情切切

道家先贤列子的故居，位于郑国圃田（今河南郑州市），属于郑州东部历史上的黄泛区。在这一地区，早就有根据地理特点种植莲藕的传统。

相传，一次列子到住处周边的莲塘散步，刚好看到一位老农在莲塘中挖出两根大小相同、紧紧缠绕在一起的莲藕，正准备将它们分开。

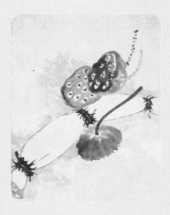

列子连忙阻止道："此为鸳鸯藕，不可分开。如遇夫妻不和，吃了它能解开心结；如一方遇有不测，对方就会有心灵感应。"

自此，但凡遇到这种莲藕，老人们都会把它送给成年子女吃；娶亲时，也要寻找这种莲藕作为嫁妆，一是希望新婚夫妻同根同心、白头偕老、儿孙满堂；二是希望嫁出去的女儿不要忘记娘家，与娘家亲人的关系藕断丝连、永世不断。

莲藕

属睡莲科多年生水生宿根植物，藕即莲的根状茎。

莲藕在中国的栽培历史悠久，古老的《诗经》里就有多处详细的描述："彼泽之陂，有蒲与荷""山有扶苏，隰有荷华"。

历史 它不仅是一般意义上的蔬菜和药食两用的健身治病药物，而且还是历史上饥荒年间老百姓的救济食粮，曾拯救过无数民众的生命。

古今功用

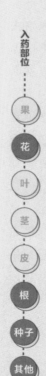

入药部位 ·········
果
花
叶
茎
皮
根
种子
其他

莲藕亦药亦食，具有典型的"药食两用"性质。

营养价值　莲藕含有较多的蛋白质、维生素和微量元素，尤其是维生素 K、维生素 C 和铁、钾的含量较高。它的碳水化合物和脂肪含量相对较低，同时含有丰富的膳食纤维。作为比较理想的蔬菜，无论拌菜生吃、配制各种荤素菜肴熟食，还是加工成干粉、饮料、蜜饯等，都深受人们欢迎。

功能　莲藕的药用价值很高，李时珍认为它用途广泛，说它可以交心肾、厚肠胃、固精气、强筋骨、补虚损、利耳目、除寒湿。

经方验方　《奇效良方》中的莲肉散、《士材三书》中的莲肉糕、《妇人良方》中的石莲散等，均记下了它治疗痢疾饮食不下、小便涩赤不利、遗梦滑精、产后呕吐不能食、身体虚弱亏耗的卓著功绩。

莲子是莲的种子。

功能　养心益肾、健脾止泻，对心悸、失眠、遗精、淋浊、久泻、虚痢、崩漏、白带等具有良好的治疗效果。

经方验方　《和剂局方》中的清心莲子饮、《仁斋直指方》中的莲子六一汤、《医学发明》中的水芝丸等都是它的杰作。

婀娜多姿的莲花也可药用。

功能　有活血止血、祛湿消风的作用，对跌伤后呕血、湿疮有较好的治疗作用。

莲房是莲蓬的中药名。

莲房是治疗妇女经血不止、血崩、胎漏便血、胎衣不下、乳裂等的上品，同时还可治痔疮、小便带血和黄水疮。

莲须是莲花的干燥雄蕊。

功能 有清心、益肾、涩精、止血之功，无论梦遗滑精、吐血衄血、崩漏带下、泄泻痢疾均可用，名方固精丸、金锁固精丸、莲花饮中均有此药。

莲子心，是莲成熟种子的绿色胚芽。

功能 清心火、平肝火、泻脾火、降肺火，又有降压作用，凡火热之证或高血压患者，皆可用它泡茶饮。

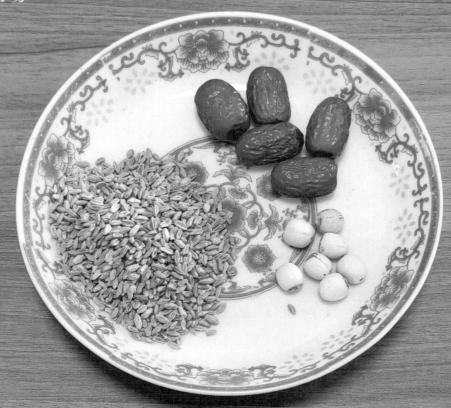

由于莲藕是老百姓熟悉而常用的蔬菜，许多保健功能都是在不经意间受益的，其中也有不少是新的发明。

三汁清热饮

• 材料

鲜莲藕 ………… 50 克

荸荠 …………… 30 克

甘蔗 …………… 100 克

• 用法

鲜莲藕、荸荠、甘蔗共榨为汁

• 功效

对肺热口干咳嗽、心热烦躁不安、胃热、饮食欠佳等，均有改善作用

三物养心汤

• 材料

莲子 …………… 7 枚

大枣 …………… 5 枚

浮小麦 ………… 30 克

• 用法

莲子、大枣、浮小麦用水煎服，每日一剂，连服 3 ~ 5 天

• 功效

对心烦意乱、睡卧不安、多梦易惊等有较好的改善效果

二、刘邦结缘张良姜

张良镇，是河南鲁山县的一个乡镇，得名与西汉时期刘邦的部队在此地驻扎有直接关系。当时，刘邦的大部队分散驻扎在这一带，按照驻军首领的名字，就留下了张良店（今张良镇）、韩信街、萧何村、纪信营等，成为后世流行的村镇名。

张良姜，就是生长在此地的一种姜，有两千多年的种植史。其蛋白质、糖类、粗纤维和多种微量元素的含量高于普通姜，有辛辣芳香、风味独特、质实多丝、百煮不烂的特点。据《史记》和当地出土的汉代碑刻记载，汉高帝三年，刘邦率五诸侯兵56万人屯兵此地。其间，多种疫病迭起，直接影响到部队的战斗力。官兵们喝了老百姓送来的姜汤，疾病都痊愈了。有感于此，刘邦即位后将此姜命名为"张良姜"，并钦定为贡品。从此，历朝历代沿袭旧制进贡，直到清朝初期。

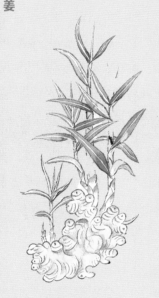

姜

亦药亦食，自古是人们生活中不可缺少的食品。

历史，它被应用甚早，长沙马王堆汉墓出土的文物中已有它的身影。

地位　联系《论语》中「不撤姜食」、《史记》中「千畦姜业」和《齐民要术》中有关种姜技术的内容推断，姜在我国种植历史悠久，在国人心目中地位重要。

古今功用

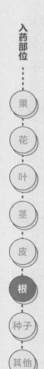

入药部位

果

花

叶

茎

皮

根

种子

其他

经典记载　王安石在《字说》中称："姜能强御百邪。"李时珍在《本草纲目》中说，姜"可蔬，可和，可果，可药"。他们的话，无疑是准确的。

日用　姜是生活中不可或缺的调料，有祛除鱼肉腥腻、增加菜肴美味、开胃增食、发汗解毒、强身健体等功能。除加工成普通的姜丝、姜皮、姜末等辅料外，还有把它加工成糖姜、酱姜、茶姜和提取香精原料等的。

功能　作为治病的药物，姜"治伤寒、伤风、头痛、九窍不利。入肺开胃，去腹中寒气，解臭秽，解菌蕈诸物毒"。

经方验方　根据需要，临床入药有生姜、姜汁、鲜姜粉、煨姜等不同的用法，或煎汤内服，或捣汁灌下，或外用擦涂，或炒热熨用。只要辨证得当，都能显示出满意效果。医圣张仲景善用姜治病，在《伤寒论》和《金匮要略》的许多处方中，都有姜的加入，还有多方是以姜命名的，如治疗伤寒后胃中不和、心下痞硬、肠鸣干呕的生姜泻心汤，治疗心中懊恼、似喘不喘、似呕不呕的生姜半夏汤等。

药理研究　姜对消化、呼吸、循环系统具有一定的调节作用，对部分细菌和原虫具有杀灭作用，对癌肿有一定的拮抗作用。

把姜作为防治小伤小病的药物，在中国老百姓家里不算稀罕事，不少连字都不识几个的老人，都能说出几个祖传的经验方来。

姜葱贴

• **材料**

生姜……………… 9 克
葱白……………… 9 克

• **用法**

捣碎后以醋调，敷贴于涌泉穴（脚掌中间），每日一二次，每次 15 分钟

• **功效**

对风寒感冒初起，畏寒肢冷、头痛身重、咳痰清白者效果不错

姜蜜膏

• **材料**

生姜……………… 50 克
核桃仁…………… 100 克
蜂蜜……………… 300 克

• **用法**

生姜、核桃仁共同捣碎后泡入蜂蜜中一周，用温开水调服，每次 15 克

• **功效**

对风寒咳嗽之咳痰不利、呼吸不畅、睡卧困难者有效

三、孟宗孝感竹笋生

"孟宗哭竹"，是我国著名的"二十四孝"故事之一，见于多种著作之中。如《三国志·孙晧传》中是这样说的。

江夏孝子孟宗，少年丧父，母亲年老病重，医生嘱用鲜竹笋做汤。时值严冬，没有鲜笋，孟宗跑到竹林里扶竹哭泣。忽然土地裂开，长出数茎嫩笋。他采回后为母亲做汤，母亲喝了后果然病愈，真可谓孝心感天动地！

成年后，孟宗官至司空的位置。后人对他多有褒奖，在其哭竹处专门建立了"孟宗哭笋台"，还派生出"孟宗哭笋""孟宗之笋""哭竹生笋""孝笋"等多种说法，用以引古训今、教化后学。

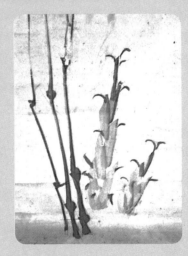

竹笋

是竹子的嫩苗，我国有近百种之多。鲜笋又有冬笋、春笋、鞭笋之分。

冬笋　较少，质量上乘，"孟宗哭竹"之说，哭的就是这种。

春笋　较多，长势茂盛，故有"雨后春笋"的形容。

鞭笋　质次，是毛竹在夏季留在泥土里的嫩杈头。

作为蔬菜，竹笋自古就受到人们的喜爱。

经典记载 《诗经》《礼记》中都有赞美它的诗句："其簌伊何，惟笋及蒲""加豆之实，笋菹鱼醢"。著名诗人白居易、李商隐、杨万里、苏东坡等，也都留下了令人回味的吟咏。杨万里的诗写得最全面，一首"杜迁市里笋如酥，笋味清绝酥不如。带雨斫来和箨煮，中含柘浆杂甘露。可齑可脍最可羹，绕齿簌簌冰雪声。不须咒笋莫成竹，顿顿食笋莫食肉"，把笋的形、色、味和食笋的感受表现得淋漓尽致。

名菜名吃 关于竹笋在蔬菜中的地位，古人也有明确论说，指出：笋之为物，不止孤行并用，各见其美。凡食物中无论荤素，皆当用作调和，菜中之笋与药中之甘草，同是必需之物，有此则诸味皆鲜。竹笋的干品名叫"玉兰片"，与加工的形状有关，方便保存，既可单独为菜，又是诸多荤素菜肴的伴侣。

的确，在我国品种繁多、风格各异的南北大菜中，均不乏以竹笋为主菜、配菜者，干煸冬笋、油焖竹笋、冬笋肉片、春笋虾仁、鸡丝玉兰片等名菜自古吃到现在，仍没吃倒人们的胃口。

中医学很早就把竹笋作为治病的良药。

功能 药王孙思邈认为它有主消渴、利水道、益气力之功，"可久食"。药圣李时珍认为它有治消渴、明目、解酒毒、除热气、健人之用。

现代认识 竹笋格外受到减肥的爱美女性和"三高"中老年患者的欢迎。

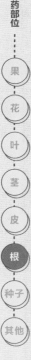

入药部位

果
花
叶
茎
皮
根
种子
其他

健康小方

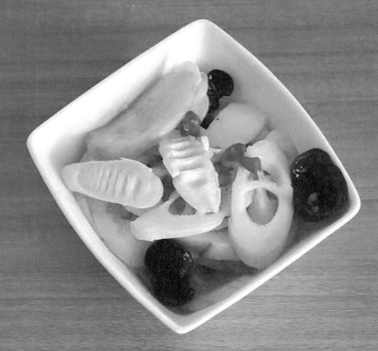

竹笋以入菜为主，防治疾病主要是通过食疗的途径，通过饮食以体现其开胃健脾、宽肠利膈、通肠排便、开膈豁痰、消油腻、解酒毒的效果。

竹笋拌三样

• 材料

竹笋片、黄瓜片、黑木耳适量

• 用法

将竹笋片、黄瓜片、黑木耳在沸水中烫煮，捞出后浇入热好的清油和食盐、食醋、白糖等适量，均匀搅拌后食用

• 功效

清咽利口、清肺化痰、清热利尿

竹笋炒肉片

• 材料

竹笋片 ············ 50 克

瘦肉片 ············ 300 克

青椒片适量

• 用法

竹笋片、瘦肉片加入葱段、姜丝、青椒等一起爆炒

• 功效

健脾开胃、增加食欲、清利大便

用花椒涂墙，是皇家的发明，因为花椒树硕果累累，是子孙繁衍昌盛的象征。皇帝妻妾的住所用花椒泥涂墙壁，谓之"椒房"，希望子孙后代能像花椒果实一样多。花椒泥涂墙还有保温功能，汉代的宫殿大都是以花椒为泥作为保温材料的，再挂上锦绣壁毯，冬天置身其内自然就不觉得寒冷了。

另外，用花椒涂墙还能防止蛀虫，其芳香味道可以保护木质房屋构件，使其寿命延长。皇家的这些做法，也逐渐为追求奢侈生活方式的贵族们效仿，西晋宠臣王恺和石崇就是典型。

王恺是晋武帝司马炎的舅父，富可敌国；石崇是南方外放官员中进京的贪官，家财横流。二人互不服气，就在首都洛阳斗起富来。

据《世说新语·汰侈》所记，王恺家里平时洗锅用的是饴糖水，石崇家里就把蜡烛当柴火烧；王恺用紫丝在家门前编成四十里的夹道墙，石崇就用紫丝织成的贵重彩缎铺设了五十里路；王恺家的墙壁都是用赤石脂涂刷的，石崇家就全用花椒。

这种奢靡生活方式对社会造成的恶劣影响是显而易见的，本文要说的是这件事折射出的中药材被广泛认知和应用的事实。

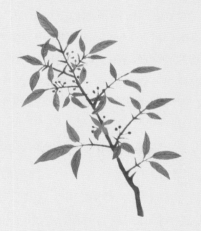

花椒树

为芸香科落叶小乔木，浑身长刺，一般2~3年后结果，寿命可达30~40年。

别名 历史上，花椒有秦椒、汉椒、蜀椒、南椒、巴椒、大椒、汗椒等称谓。

日用 花椒树的树干木材坚硬，外观古朴典雅，既可作为天然的屏障，当成居处的藩篱，又可做成手杖、伞柄等工艺品。

古今功用

花椒的果皮是主要的药用和食用部分，含有芳香油，可从中提取生产香精的原料。花椒的种子，入药称"椒目"，含油量达 30％左右，提炼后可作为食用和工业用油。

功能 花椒具有温中、散寒、除湿、止痛、杀虫、解鱼腥毒的作用。

经方验方 古医籍中对它应用的记载很多，有不少方剂都是直呼其名的，如治疗夏令腹泻的川椒丸、治疗妇人阴痒不可忍的椒茱汤、治疗肾伤耳聋目暗的椒红丸等。其他如《伤寒论》中治疗蛔厥的乌梅丸、《金匮要略》中治疗胸中冷痛不能食的大建中汤等，都有花椒的功劳。

现代临床 用花椒治疗蛔虫性肠梗阻、血吸虫病、蛲虫病，以及用于止痛、回乳等，效果都相当不错。

五香粉 把花椒与八角茴香、丁香、肉桂、荜茇、高良姜、砂仁等香味中药一起磨制而成的五香粉，广泛用于饮食的烹调中。除增加食物的新鲜味道、矫正食物的异味外，同时把它们健脾温中、助胃降逆、散寒祛湿、暖肾壮阳、灭毒杀菌等的多种作用融为一体，是药疗与食疗的完美结合。

对五香粉感兴趣的美国学者经过认真研究后指出，中医对五香粉机制的认识是进步的，它在食物中预防有害微生物滋生的作用是其他调料无法相比的。

入药部位

果

花

叶

茎

皮

根

种子

其他

花椒是北方家庭厨房里的必备品，烹炸煎炒中的鲜味差不多都是先用它"炝锅"来体现的。保健防病方面，花椒也被称为"厨房里的小药"。

腹痛茶

• **材料**

花椒⋯⋯⋯⋯ 15 克

干姜⋯⋯⋯⋯ 12 克

红枣⋯⋯⋯⋯ 5 枚

• **用法**

一起煎水后加入红糖适量，每日饮一二次

• **功效**

对感寒腹痛、经前腹痛有良效

鸡眼膏

• **材料**

花椒⋯⋯⋯⋯ 5 粒

大蒜⋯⋯⋯⋯ 5 瓣

葱白⋯⋯⋯⋯ 5 厘米

• **用法**

花椒、大蒜、葱白一起捣烂如泥，敷于患处，用胶布固定，24 小时更换一次

• **功效**

用药 1~2 次即有效果

五、孔明用**蒜**治疫病

　　三国时期，蜀相诸葛亮率军南征，一路遭遇不少风险。在云南一带，蜀军中了对方设下的计策，使大军误入山高路险、毒虫出没、瘴气弥漫的山谷，不少将士都染上疫病，导致部队战斗力锐减。

　　诸葛亮翻看了大量医药和地方名物风俗的书籍，并四下走访有阅历的老者，得知山中有一种长九个叶片、带有刺鼻味道、名叫"韭叶芸香"的植物可以解救山岚瘴气的侵害，并且有很好的预防效果。

　　这种植物，就是大蒜。于是，他派人四下寻找，找到后就大量采集。然后，将蒜苗发放给将士咀嚼、用蒜茎配入大肉炒食、把大蒜的果实捣碎拌面和直接涂抹外伤，不仅解除了大批已经感染疫病者的疾苦，而且也避开了之后行军中将士再次大范围感染疫瘴的危险。

　　之后，这些方法被广泛流传，也为大蒜药食两用的功能增添了新的元素。

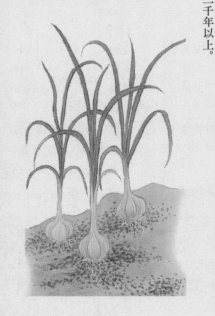

大蒜

为百合科植物大蒜的鳞茎。

据孙偓的《唐韵》记载，大蒜为西汉博望侯张骞在公元前139年出使西域时带回我国。因古时西域泛称为「胡」，故又有「胡蒜」的称谓。据此推算，大蒜在我国的种植史在二千年以上。

作为调味品，大蒜有矫味、化臭腐、去油腻等功能，用大蒜配菜，菜的味道就鲜美；用大蒜烹鱼，鱼的腥味就消失；用大蒜烧肉，肉的腻性就减少。李时珍说："北方食肉面，（蒜）尤不可无。"

大蒜入药也很常见。

功能　行滞气、暖脾胃、消癥积、解毒、杀虫，以治饮食积滞、脘腹冷痛、水肿胀满、泄泻、痢疾、疟疾、百日咳、痈疽肿毒、白秃疮癣、蛇虫咬伤等。

现代研究　大蒜对菌痢、阿米巴痢疾的治愈率都很高。用大蒜治疗流行性感冒、流行性乙型脑炎、百日咳、沙眼等，有效率也非常高。其他如防治流脑、大叶性肺炎、白喉、肺结核、伤寒、黄疸型传染性肝炎、化脓性软组织感染、化脓性中耳炎、萎缩性鼻炎、牙质过敏、滴虫性阴道炎、真菌感染、头癣、蛲虫病等，均有不同程度的疗效。

大蒜的花茎（蒜梗）和叶（青蒜）也供药用和食用。

蒜梗　重在清热解毒、消炎散肿，外用熬汤熏洗以治疗一切疮疡肿毒。

青蒜　能醒脾气、消谷食，为时令菜肴中之佳品。

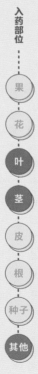

入药部位

果
花
叶
茎
皮
根
种子
其他

健康小方

用大蒜防病治病，是中国老百姓的拿手好戏，差不多每个人都能说上几条。数千年来，中国的老百姓就是这样吃过来、用过来的。

糖醋腌大蒜
- **材料**

大蒜若干瓣，适量食醋和白糖配制的水液
- **用法**

大蒜放入糖醋水中腌制半月，即可开坛食用
- **功效**

有显著的杀菌消毒、增进食欲、防治心腹冷痛作用

大蒜灸肚脐
- **材料**

大蒜
- **用法**

大蒜切片后，整齐地摆放在肚脐上及邻周，点燃艾炷，连续加热灸治15分钟，每天2次
- **功效**

有治疗腹部阴冷、腹痛隐隐、妇女痛经、小儿脐风等作用

六、苏东坡力推芹菜

宋代文豪苏东坡是位饮食考究的主儿，他曾对一道菜特感兴趣，那就是"雪底芹芽"，并亲自注释了菜的做法：蜀八贵芹芽脍，杂鸠肉为之。说白了，就是嫩芹菜炒斑鸠肉呗！

鉴于食源有限和动物保护的意义，后代多把斑鸠肉变为鸡、猪、牛肉等，只要掌握好技艺，也能得到美味的享受。

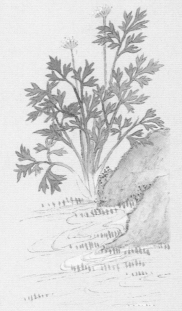

芹菜

为伞形科植物，《本草纲目》说有旱芹、水芹之分。水芹生江湖陂泽之涯，旱芹生平地，有赤白二种。二月生苗，其叶对节而生，似芎䓖。其茎有节棱而中空，其气芬芳。五月开细白花，如蛇床花。

在文人中，清代文学家曹霑也喜欢这道菜，并且还据此把自己的名字改成了曹雪芹。如再向久远处推移，文人中与芹菜有缘的还真不在少数，文学作品中涉及芹菜的内容也不乏其例，如《诗经·小雅》中的"觱沸槛泉，言采其芹"、《吕氏春秋·本味》中的"菜之美者，云梦之芹"、杜甫的"饭煮青泥坊底芹""香芹碧涧羹"等。甘芹、芹藻、献芹、芹献、芹曝、一芹、美芹还成了有学问人士的代名词和向人送礼的谦辞。文人爱芹，除食之外，大概与芹菜出淤泥而不染的品行和其表示的谦意有关，是文人们追求清高品行的表现，在苏东坡的诗中，有多处把自己与芹菜相比的内容。

古今功用

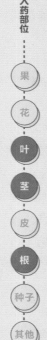

水芹，甘辛而凉。

食用 陶弘景说二三月时可做腌菜，也可以煮食。又有渣芹，可为生菜，可生吃。

药用 有清热、利水之功，可用于对暴热、烦渴、黄疸、水肿、淋病、带下、瘰疬、痄腮等病的治疗。

经典记载 《神农本草经》认为其主女子赤沃（指赤痢），止血养精，保血脉，益气，令人肥健嗜食。《食经》认为它利小便，除水肿。《太平圣惠方》中收有用它治疗小便淋沥和小便出血的验方，《子母秘录》中收有用它治疗小儿霍乱吐泻的验方，这些方至今临床用之有效。

旱芹，味甘性平，有特殊的香味，是蔬菜中的当家菜之一。

食用 其食用部分是叶和柄，主要成分是蛋白质、脂肪、维生素和矿物质。其中纤维素和磷、钙的含量较高，经常食用对高血压、血管硬化、神经衰弱、老人大便干燥、小儿软骨病等有直接或辅助治疗作用。芹菜油，能促进食欲。种子可作为香料。

佳品 李时珍认为生长在蕲春一带的芹菜最佳，古籍中的美品"云梦之芹"指的就是蕲春的芹菜。现代人似乎对产地并不考究，以味美、渣少、质脆的改良新品种西芹最受欢迎。

药用 旱芹作为药物使用，历代本草也有记载。如《生草药性备要》说它补血、祛风、去湿、敷洗诸风之症，《本经逢原》说它能清理胃中湿浊，《本草推陈》说它能治肝阳头昏、面红目赤、头重脚轻、步行飘摇等。

现代临床 有用芹菜治疗气管炎、肺结核、小儿百日咳、中风后遗症、高血压、糖尿病、产后腹痛、月经过多等病症的，多以食疗的方式出现，坚持长期食用，都有一定的益处。

芹菜味美价廉，以往人们应用的主要是它的营养功能，对用其进行保健并不十分看重。今人将芹菜与现代高发的"三高症"联系在一起，它的身价一下子被提高了不少。

西芹三丁

• **材料**

西芹段（沸水焯）、花生米（煮熟）、豆腐干适量

• **用法**

用小磨香油、食醋、生抽（不用食盐）等调料搅拌后食用

• **功效**

开胃增食、清肝降火、调整血压

芹菜夜粥

• **材料**

芹菜根 ··········· 60 克
酸枣仁 ··········· 12 克
大米 ··········· 30 克

• **用法**

芹菜根、酸枣仁、大米共煮粥，每天晚餐食用

• **功效**

有除躁去烦、安定情绪、促进睡眠的效果

七、满族的五色韭菜

通常的韭菜都是绿色的，岂知东北还有一种"五色韭菜"，说来也算稀罕。

据说五色韭菜源于清代，那时关外是满族人比较集中的居住地，京官也很多。为了满足这些人在严寒的冬季也能吃上新鲜韭菜的要求，菜农们绞尽脑汁，最后发明了用沙子栽培、外盖三层苫子的办法，解决了防寒的难题，大体相当于现代的温棚。

沙子能软化韭菜的根部，使得韭菜根又白又嫩；韭菜叶的颜色是随着温度的变化而变化的，连同韭菜根部的白色，最后一棵韭菜就变成了白、绿、黄、红、紫五色：靠近根部呈绿色，中间是黄色，再上面呈红色，尖部是紫色。

这种韭菜不仅看上去与众不同，吃起来也有特别香嫩的感受，颇受食用者的青睐。

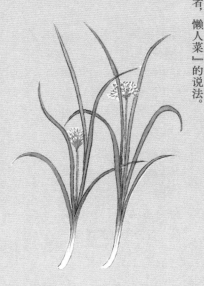

韭菜

是我国古老的菜种，先民们对其种植、生长环境都有非常成熟的认识。

据史料载，在三千多年前的夏代便「正月囿有韭」了，西汉时期还有了大棚韭菜。

历史《汉书》和《图经本草》中都说到韭菜的特点；作为多年生草本植物，今年剪过，来年自会发青，不必每年都新种。对这种常青常绿、出菜率极高的蔬菜，民谚中还有「韭者，懒人菜」的说法。

韭菜，是中国家庭常用的蔬菜。味道鲜美，无论单独炒拌，还是配入肉类包水饺、包馄饨、做包子馅，均可得美味。

营养价值 它除了含有丰富的维生素、蛋白质和酶类外，纤维素含量相当丰富。

双向作用 研究认为，韭菜中的纤维素具有双向的作用，既可通便以治疗便秘，也容易引起腹泻，韭菜愈老，其表现愈明显。因此，要食之适量，体虚、年迈之人应慎食。

经典记载 《本草衍义》说韭春食则香，夏食则臭，多食则神昏。俗语也有"五黄六月烂韭菜"的说法，即说韭菜的最佳食用季节是春季，夏季则容易腐烂变质，味道又不及冬春新鲜，应注意防腐、减少食用。

关于韭菜的药用记载不多。

经典记载 《本草经疏》说生则辛而行血，熟则甘而补中，益肝、散滞、导瘀。

功能 近代把韭菜的功能概括为温中、行气、散血、解毒，以用于对胸痹、反胃、吐血、消渴、痔瘘、脱肛、跌打损伤等的治疗。

韭菜籽，入药称"韭子"。韭菜多食用，韭子多药用，历代医药学著作中的相关记载不少。

功能 补肝肾、暖腰膝、壮阳固精，是治疗阳痿梦遗、小便频数、遗尿、腰膝酸软冷痛、泻痢、带下、淋浊的要药。

经方验方 《千金方》中有治疗虚劳遗精的韭菜粥，是用韭子与大米共煮为粥的；《魏氏家藏方》中有治疗小便滑数的韭菜酒糊丸，是用韭子与茴香、补骨脂、益智仁、鹿角霜、煅龙骨等一起制成的；《经验方》中有治疗阳痿不举的经验方，是用韭子与补骨脂共为粉末煎煮的。

入药部位

果

花

叶

茎

皮

根

种子

其他

韭菜根，入药称"韭根"。

功能 温中、行气、散瘀，主治胸痹、食积腹胀、赤白带下、吐血、衄血、癣疮、跌打损伤。

健康小方

民间有许多运用韭菜的土单验方，都是老百姓从家常菜中信手拈来的。临证验之，许多时候还真有确切的实用效果。

韭菜汁止鼻出血
- **材料**

鲜韭菜 ·········· 30 克
小蓟 ············· 20 克
- **用法**

鲜韭菜、小蓟共榨为汁，加入温开水服下，早、晚各 1 次
- **功效**

对鼻出血有效

韭菜根治大便干
- **材料**

鲜韭菜根 ········ 50 克
- **用法**

将鲜韭菜根捣碎如泥状，加入适量黄酒冲服，每天 1 次
- **功效**

对缓解大便干结、排便困难、腹痛不适有效

八、孙文推崇黄豆芽

孙中山先生是中国民主革命的伟大先驱，他有过从医的经历，对饮食的营养颇多研究。在《建国方略》中，他说：中国饮食一道之进步，至今尚为文明各国所不及。中国所发明之食物，固大盛于欧美；而中国烹调法之精良，又非欧美所可并驾。

孙中山提倡节俭饮食，以汤养生，亲自研制出以金针菜、黑木耳、黄豆芽、白豆腐四种菜组成的"四物汤"，并广向社会推荐。

且说这黄豆芽，形似如意，吃起来又令人惬意，因此被古人称为"如意菜"。吃豆芽菜不仅能目见如意形，而且可感如意味，喜欢吉祥语的中国人因此做起了文章：北方人有"七夕"以豆芽漂水中乞巧的、南方人正月初六作"新年羹饭"一定要有豆芽的，同为表现人们对事事如意、年年如意的期盼。

在味精未问世之前，黄豆芽汁与蕈汁、笋汁，都是高档的调味品，被称为"鲜中三霸"。如今，豆芽菜被称为"无土蔬菜"，是既时尚又卫生的名字。

黄豆芽
是黄豆的衍生品。

由豆到豆芽的转变，其成分和营养价值发生了新的变化，最突出的是生成了新的维生素：黄豆基本不含维生素 C，而在黄豆芽中它的含量却相当可观；维生素 B_2、维生素 B_{12}、胡萝卜素的含量都大幅度增加。

与之相反的是，脂肪含量一下子降低了。这一增一减，使它的抗氧化和降脂作用明显加强，对预防动脉粥样硬化及相关的心血管疾病，都是有益的。

古今功用

入药部位

先说黄豆芽的母体黄豆。

营养价值 蛋白质含量高达 36.3%，为食物中的冠军。所含的钙、磷、铁等微量元素也相当丰富。还含有 18.4% 的脂肪，不仅能提供能量，且易于为机体消化吸收。它所含的卵磷脂对脑组织有独特的营养作用，因此被戴上了"脑黄金"的桂冠。

经典记载 《神农本草经》中虽然未收黄豆，但收入的黑豆与黄豆的功用大体相当，吃黑豆芽也是不错的选择。

再说黄豆芽，含有丰富的保健物质。

叶绿素 其生长过程中产生的叶绿素，既有利于把无机盐变为有机物，又可阻断病毒的繁殖环境，对机体有防止感染的作用，特别是能消除体内的致癌隐患，防止直肠癌等的发生。

纤维素 豆芽中含量丰富的纤维素，有利于促进机体新陈代谢和排毒，对治疗便秘有确切效果。

维生素 B_2 冬春季节，北方严寒地区新鲜蔬菜供应相对较少，出现口角炎、舌糜烂、阴囊炎等的患者较多，这是维生素 B_2 缺乏造成的，多吃些豆芽刚好可以补充不足。

天门冬氨酸 研究人员发现，豆芽中的天门冬氨酸具有消除疲劳的作用，常食豆芽有利于强身健体。

豆芽味甘性凉，入脾、大肠经，可作药用。

功能 清热利湿、消肿除痹、祛黑痣、治疣赘、润肌肤，可用于脾胃湿热、大便秘结、寻常疣、高血脂等病症的防治。

黄豆芽的营养和养生作用，基本是通过饮食的方式体现的，很少有直接入药的用法，其参与防治疾病的经验多是由民间积累而来的。

豆芽猪排汤
- **材料**

黄豆芽…………… 250 克

猪排骨…………… 250 克

大枣……………… 15 克

- **用法**

黄豆芽、猪排骨、大枣加葱段、姜丝、食盐等调料炖煮

- **功效**

常食对贫血有辅助治疗作用

一黄二黑汤
- **材料**

黄豆芽………… 250 克

海带丝 ………… 20 克

黑木耳………… 20 克

- **用法**

黄豆芽、海带丝、黑木耳加入葱丝和食盐等调料适量，放入锅中熬煮

- **功效**

对痔疮便血有一定的防治作用

九、耿家良方萝卜缨

耿鉴庭先生，是我国著名医史学家、文献学家、近代以来权威的中医喉科大师。先生出生于江苏扬州六代中医世家，医德和家风均望重乡梓，所居之处以"耿家巷"名之。

先生在 14 岁完成儒学教育后即专习医学，遍读医宗经典并随父应诊，18 岁开始独立应诊。他以中医辨证施治为主，辅以西医手段，在耳鼻喉科独树一帜，先后编写了《喉科正宗》《咽喉科传灯录》等书，详细介绍了耿氏喉科的特点。尤其在医治急症、大病、重症、危症方面有独到之处，在急性会厌炎和疑难鼻病领域有诸多创新，为中医耳鼻喉科的发展奠定了良好的基础。

先生在晚年将自家祖传秘方无偿公开，受到社会一致称赞。用萝卜缨治疗急、慢性咽喉炎的验方，是耿家的秘传之一，方法是：白萝卜缨 100 克煮水，水沸 10 分钟后将萝卜缨捞出，水放温后喝下。

当然萝卜缨还可以充分利用，用食盐、麻油拌匀后作小菜食用。以简单的方法解决头痛的大问题，体现了耿老和耿家"大道至简"的医学思想。

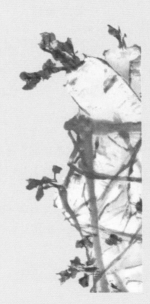

白萝卜缨

为十字花科植物莱菔的根出叶，每于冬季或春季采收。

别名 萝卜杆、萝卜甲、莱菔叶、莱菔菜等。

食用 鲜食为蔬菜，以翠绿水灵、叶片完整、无萎黄、味清淡、无虫蛀者为佳。

药用 风干或晒干后作药用，以干燥、质轻、黄绿色、有香气、不霉变者为佳。

习惯上说的"萝卜缨"，通常指的是白萝卜缨。它具有很高的营养价值。

营养价值　维生素 C 的含量比萝卜高出 2 倍以上，微量元素中的钙、镁、铁、锌以及核黄素、叶酸等的含量高出萝卜 3～10 倍，对增强免疫功能、提高抗病能力大有裨益。白萝卜缨还含有较多的钼，对调节瞳孔大小、保证视物清楚有益。白萝卜缨又是膳食纤维含量较高的蔬菜，食用后可促进肠胃蠕动，帮助粪便排出，有助于防治便秘和预防结肠癌的发生。

美味吃法　用萝卜缨凉拌、清炒、配入肉类食物炖炒，或作为包子馅、饺子馅、馄饨馅使用，都可在获得美味的同时补充营养。

作为药用，萝卜缨味辛、苦，性平，入脾、胃二经。

功能　有消食、理气、化痰、止咳之功，对胸膈痞满作呃、食滞不消、泄泻痢疾、咽喉肿痛、妇女乳胀作痛、乳汁不通等都有较好的防治作用。

经方验方　《本草逢原》用阴干的萝卜缨加红糖熬水，治疗痢疾初发;《滇南本草》用萝卜缨加神曲、白蔻仁，共为细末，以淡姜汤送下，治疗噎膈打呃;《本草再新》用萝卜缨化痰止咳，消食理气等。

现代临床　临床上也有用红萝卜缨的医案，如《滇南本草》中治疗妇人乳结红肿疼痛、乳汁不通，可用红萝卜缨适量，捣为汁液，加温后用白酒或黄酒送服。

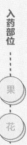
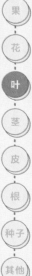

入药部位

　果

花

　叶

　茎

皮

　根

种子

其他

健康小方

历史上，除了灾荒年景时作为充饥食物之外，萝卜缨并不为老百姓所普遍食用。但因其在身边随处可见，且便捷有效，作为治病的偏方还是被应用得非常广泛的。

清炒萝卜缨
- **材料**

萝卜缨…………… 250 克

青椒丝…………… 20 克

- **用法**

萝卜缨、青椒丝加入葱段、蒜片，放入铁锅中用清油爆炒

- **功效**

有健脾化湿、开胃增食、辅助消化的作用

萝卜缨包子
- **材料**

萝卜缨…………… 500 克

豆腐干…………… 100 克

粉条…………… 50 克

- **用法**

萝卜缨、豆腐干、粉条（煮熟）一起切成碎块作馅，加大葱、生姜、香油、食盐、五香粉等调料搅拌后，用面粉发面，包成包子，蒸熟后即可食用

- **功效**

健脾益胃、消积化痰、防治便秘、增强免疫力

十、王母蟠桃洛阳有

许多人对王母娘娘仙桃的了解，是来自小说《西游记》的，不少人还从电视剧《西游记》中得到了更多的信息。

传说中的王母娘娘蟠桃，一千年开一次花，一千年结一次果，再长一千年才能成熟，人吃了可以身轻体健、得道成仙，神仙吃了可以法力无边、主宰世界，自然是求之不得的。孙悟空这泼猴，不管它三七二十一，一下子就吃了个够，让不少看到这个情节的人都口水直流。

王母娘娘蟠桃作为神仙之物，又生长在虚无缥缈的天宫，谁也说不清道不明。唐代文人段成式却在《酉阳杂俎》一书中披露：王母桃，洛阳华林苑内有之，十月始熟，形如栝楼。俗语曰："王母甘桃，食之解劳。"亦名西王母桃。

遗憾的是，如今这桃在洛阳也绝迹了，人们只能品味普通味道的桃子了。

桃

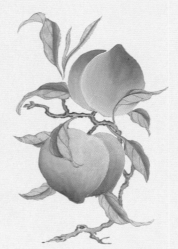

历史 最早产于我国的陕西一带，迄今已有三千多年的栽培史。

汉武帝时从我国的甘肃、新疆一带传入波斯，继之传入欧洲及世界各地。英国人吃到桃子是15世纪的事，到美国就是16世纪的事了。古希腊植物学家由于认识上的局限性，错误地给桃安了一个拉丁文名「波斯桃」，造成了误导。

民俗 古人把桃奉为仙桃、寿桃、寿果，民谚有「桃养人，杏伤人，李子树下抬死人」之说。

古今功用

桃对人类健康的贡献，来自它的营养成分。

营养价值 其富含蛋白质、脂肪、碳水化合物、粗纤维、灰分、钙、磷、铁、胡萝卜素、硫胺素、维生素 B_2、尼克酸。此外，尚有多种挥发油和有机酸。

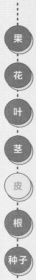

入药部位

果 花 叶 茎 皮 根 种子 其他

桃的果实可入药。

功能 有生津、润肠、活血、消积之功，以补心气、养肝气、活血脉、通月经、消烦渴、利大肠。

经典记载 《大明本草》称桃为肺之果，肺病者宜食之。

桃花也可药用。

功能 有利水、活血、通便的作用，对水肿、脚气、痰饮、积滞、二便不利、经闭都有不同的治疗作用。

经方验方 用桃花6克煎服，每日1剂，有明显利水作用；大便不通，可用桃花做菜包、馄饨馅；以干桃花粉拌猪油治秃疮，有一定效果。

桃仁入药，作用更为广泛。

功能 有破血行瘀、润燥滑肠之长，以治疗妇女闭经、癥瘕、风痹、疟疾、跌打损伤、瘀血肿痛、血燥便秘等。

经方验方 医圣张仲景善用桃仁，《伤寒杂病论》中治疗漏下不止的桂枝茯苓丸、热结膀胱的桃核承气汤等，无不是以桃仁为主药的。

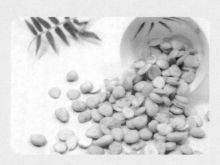

中药材桃仁

桃的其他部分也可药用。

桃叶　有祛风湿、清热、杀虫之功，对头风、头痛、风痹、疟疾、湿疹、疮疡、疥癣都有治疗作用。

桃枝　避疫疠，有预防多种传染病的作用。

桃根　有消黄疸、止血、治痔疮的作用。

桃胶　有治痢疾、通下尿路结石的作用。

健康小方

民谚"桃养人"的长期流传，为桃赚来不少好名声。健康人吃桃身体壮实了，虚弱人、病人、老年人自然都是可以吃点桃子的，桃在不露声色中成为人们的健身果。

桃麦汤
- 材料

桃干⋯⋯⋯⋯⋯　15克

浮小麦⋯⋯⋯⋯　30克

- 用法

桃干、浮小麦一同用水煎服，每日1剂

- 功效

对体虚汗出、阴虚盗汗、动辄乏力者有效

桃酒煎
- 材料

桃仁⋯⋯⋯⋯⋯　9克

丹皮⋯⋯⋯⋯⋯　6克

红花⋯⋯⋯⋯⋯　3克

- 用法

桃仁、丹皮、红花用酒、水合煎，一日2次分服

- 功效

对妇女月经迟来、经来腹痛、经有血块者有效

说橘具有防病抗疫作用的故事，来自葛洪的《神仙传·苏仙公》，书中说：苏耽修行得道，辞家外出，临别时跪别母亲，告诉她"明年天下疾疫，庭中井水，檐边橘树，可以代养。井水一升，橘叶一枚，可疗一人"。次年，果真发生了大疫，远近皆来此求治，皆得痊愈。

自此，"橘井""苏井""苏耽井"成为良药的代名词，"橘井泉乡"成为对医德高尚医生的颂词。如此神奇的"橘井"，一是来自作者葛洪对医药知识的精深研究，把橘的功效巧妙地编入了故事；二是来自他对生活的细致观察，是生活中诸多现象的综合和升华。

柑橘本身的药力，加上现代研究，发现它含有一种能吸附铅、砷、氟、磷、硼、硒等有害物质的果胶，对水质和环境有净化作用，或许这正是其防疫功能的主要原理。

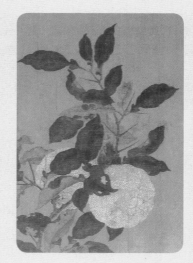

橘

为芸香科植物福橘、朱橘等多种橘类的成熟果实。

别名 橘又有绿橘、红橘、漳橘、大红蜜橘、红柑、扁柑、玉林柑、朱砂柑、潮州柑、大红袍等别称。

产地 广泛分布于安徽、浙江、江西、湖北、四川、福建等地，是我国夏秋季的主要果品之一。

柑橘入药，是全体性地投入，橘肉、橘皮、橘红、橘白、橘络、橘核、橘根、橘叶、橘饼、橘青果（青皮）等，都是治病的良药。其中以橘皮的药用最广泛。

橘皮入药以陈久者为贵，故又称陈皮。

功能 理气、调中、燥湿、化痰，以治疗胸膈胀满、食欲不振、呕吐哕逆、气机不顺之疾，对鱼蟹中毒也有解救作用。

经方验方 止咳化痰的二陈汤、调理脾胃的宽中丸、治疗胸痹的橘皮枳实生姜汤、治疗反胃呕哕的橘皮竹茹汤、治疗小儿疳积消瘦的橘连丸等，无不以橘皮为主药。

药理研究 橘皮具有增强心肌收缩力、扩张血管、降低血压、松弛平滑肌和抗炎、抗溃疡、利胆等作用。

橘肉 开胃理气、止渴润肺，对胸闷结气、气逆呕恶、消渴口干的治疗有效，且有生津润燥、除烦醒酒之用。现代研究证实，以橘肉榨成的橘汁，具有降温、降压、耐缺氧和增加冠状动脉流量的作用。

青皮 橘未成熟的果皮和幼小果实，入药称青皮，有疏肝理气、散结止痛之长，常被用于小肠疝气、睾丸肿痛、乳腺炎的治疗。

橘红 消痰利气、宽中散结，主治痰饮为患、胸闷胁痛、痈结未散者。

橘白 和胃化浊，常于补脾药中用之。

橘络 通络、理气、化痰，凡经络气滞、久咳多痰、胸痛胁胀者用之最宜。

橘核 理气止痛，可疏经气、理肠气、行肝气，为治疝、痈之药。

橘根、橘叶、橘饼等皆有用途，大多是橘本身功能的体现和延伸。

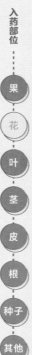

入药部位

果

花

叶

茎

皮

根

种子

其他

健康小方

橘子入食，橘皮入药，是世代形成的习惯。本来，前者是其在生活中担任的基本角色，后者是饮食过程中产生的废物。但废物不废，作为治病的中药，那可就是宝贝了。

橘皮清茶

• 材料

橘皮丝·············· 10 克

金银花·············· 6 克

绿茶·············· 9 克

• 用法

橘皮丝、金银花、绿茶用沸水冲开，浸泡 15 分钟后作茶饮用，一日内可反复加水

• 功效

开胃、通气、提神

橘皮姜汤

• 材料

橘皮·············· 10 克

生姜·············· 3 片

红糖适量

• 用法

橘皮、生姜、红糖一起加水煎煮，趁热一次喝下

• 功效

对风寒感冒引起的鼻塞不通、头痛项强、咳嗽干呕有效

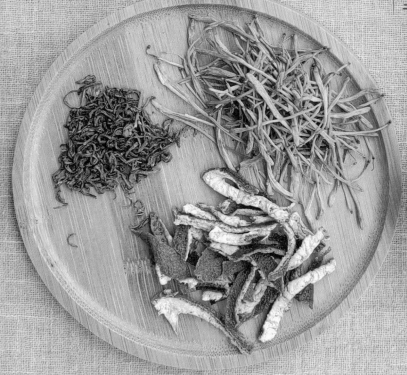
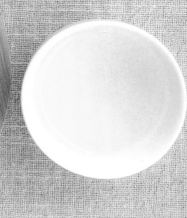

十二、木瓜琼琚显情谊

古时，宣城人把各色画纸贴在未成熟的木瓜上，待其成熟时清除贴纸，让人观赏印在果面上的花纹玩味。杨万里《野店多卖花木瓜》诗中"天下宣城花木瓜，日华露液绣成花"，说的就是这件事。

在我国古老的诗集《诗经·卫风》中，有专门写木瓜的诗句："投我以木瓜，报之以琼琚。匪报也，永以为好也！"成于汉代的《毛诗序》解释说，这是专门"美齐桓公也。卫国有狄人之败，出处于漕，齐桓公救而封之，遗之车马器服焉。卫人思之，欲厚报之，而作是诗也"。

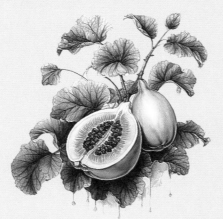

木瓜

为蔷薇科植物贴梗海棠的果实。

别名　有木瓜实、铁脚梨等别称。

产地　栽培或野生；分布于华东、华中及西南各地，以安徽宣城出产者为佳品，号称『宣木瓜』。

传说在弱肉强食的春秋诸国争霸之际，卫国被狄人所败，百业凋零，生存下来的百姓仅五千多人，可谓国破家亡。出生于卫国、嫁给许国国君的许穆夫人，心系卫国的安危，不远万里，日夜兼程跑到齐桓公那里求援。哭诉中写成了一首声情并茂的长诗《载驰》，齐桓公深受感动，就无偿向卫国割疆封土、赠马送物，帮助卫国人发展教育、农业、手工业，使卫国的国力逐步复苏。

出于感激之情，卫国人就创作出投瓜报琚的歌曲四下咏唱，以歌颂齐桓公的美德。

古今功用

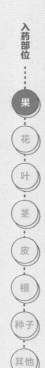

木瓜虽不多鲜食，但作为蜜饯、果酱和甜食的佐料"青丝""红丝"是使用非常普遍的。新疆人习惯的"手抓饭"中，更少不了它的香气。

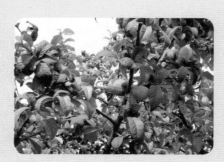

药用木瓜为贴梗海棠的干燥近成熟果实

注意 我国岭南地区习惯食用的木瓜，是另一种植物的果实，即属热带果木之一的"番木瓜"，不可将它与药用为主的这种木瓜混淆。

木瓜是重要的中药材，入肝、脾二经。

功能 木瓜为平肝和胃、舒筋除湿之要药，主治吐泻转筋、湿痹、脚气、水肿、痢疾等。

经典记载 李东垣认为，它"气脱能收，气滞能和"。《本草正》认为，它有酸敛之性，酸能走筋，敛能固脱，得木味之正，故尤专入肝，益筋走血。疗腰膝无力、脚气，引经所不可缺。

经方验方 古方用木瓜疗疾的记载甚多，如《三因方》中治疗吐泻转筋的木瓜汤、《小儿药证直诀》中治小儿呕吐的木瓜丸、《本事方》中治颈项不能转侧的木瓜煎。其他本草著作中以木瓜为主药，配入不同药物治疗吐泻不止、腰痛骨软、脚膝筋痛等不同疾病的医案、医方甚多，仅以"木瓜丸"命名的重名而用药不同的方剂就有十几首。

木瓜的根、枝、核也都作药用：根治风湿麻木、脚气，枝治霍乱吐下、热痢，核治烦躁气急等。

木瓜对于国人来说，基本是以药物为主、食疗为辅之品，用于民间自我保健的土单验方数量不多，大量的经验方都是出自医者之手的。

木瓜柴胡粥

• **材料**

木瓜⋯⋯⋯⋯ 15 克
柴胡⋯⋯⋯⋯ 10 克
大米⋯⋯⋯⋯ 100 克

• **用法**

木瓜、柴胡以水煮 15 分钟后捞出，水中加入大米煮粥，每日一餐

• **功效**

疏肝理气、软坚化结，对于急慢性肝炎及肝硬化患者有辅助治疗作用

木瓜猪蹄汤

• **材料**

木瓜⋯⋯⋯⋯ 30 克
山楂⋯⋯⋯⋯ 15 克
猪蹄⋯⋯⋯⋯ 500 克

• **用法**

木瓜、山楂、猪蹄加水紧煮慢炖，将熟时加入香菜、葱段、姜丝适量，开锅即食

• **功效**

理气通络、通乳催乳，用于女子产后体虚、乳房胀痛、乳汁不通者有效

十三、李少君神话**大枣**

李少君，是汉武帝时期的方士，因宣扬炼丹能获长生不老之术受到汉武帝的特别器重。据《史记·封禅书》记载，李少君曾对汉武帝说："臣尝游海上，见安期生，食巨枣，大如瓜。安期生，仙者，通蓬莱中，合则见人，不合则隐。"

元代的《贾氏说林》一书中又进一步神化了此事，说有人得安期大枣，在大海之南煮，三日始熟，香闻十里，死者生，病者起。宋代的《北梦琐言》则另有说法：河东永乐县出枣，世传得枣无核者可度世。里有苏氏女获而得之，不食五谷，年五十嫁，颜如处子。

安期生和苏氏女都是传说中的人，按照他们的说法，无论是成神成仙还是年轻长寿，都与食枣有割不断的联系。夸大宣传之外，毕竟说出了枣对人的益处。《战国策》中有"北有枣栗之利，民虽不由佃作，枣栗之食，足食于民矣"的记载，说明枣曾经是古代部分地区先民们糊口养命的主要食物之一。

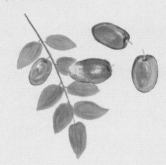

枣

为鼠李科枣属植物，有枣、无刺枣、酸枣等亚种。

枣起源于中国，有史可考的在八千年以上，河南新郑新石器时期遗址的考古挖掘中已发现有枣的存在。

枣的品种很多，至少有三百个，其果实有大小之分，果形有长圆之别，味道有酸甜之异，颜色有红黑之论，地域有南北之限，总归以皮薄、肉厚、核小、质细、味甜者为上品。

枣有丰富的营养，其含糖量约占 23%，干品可达到 60%。还含有丰富的维生素 C、蛋白质、脂肪、维生素 P、铁、磷等。

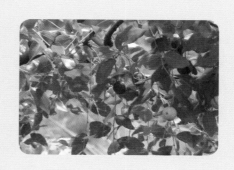

食用 除生食之外，可用枣炖食、煨汤、作饮料、酿酒和加工成果酱、蜜饯、罐头等。

现代研究 枣有增强肌力、增加体重、养颜生血、保护肝脏等作用，这是它营养作用的基础和人们得以喜食的真正原因。

枣既可作为独立的药物，又是调和诸药的佐使药。

经典记载 《神农本草经》说，枣主心腹邪气，安中养脾，助十二经，平胃气，通九窍，补少气、少津液、身中不足、大惊、四肢重，和百药。《日华子本草》说，枣润心肺、止嗽、补五脏，治虚劳损，除胃肠癖气。《药品化义》说，枣养血补肝。

经方验方 在《伤寒杂病论》中，有 58 方与枣结缘，仅以枣命名的就有茯苓桂枝甘草大枣汤、葶苈大枣汤、甘麦大枣汤、十枣汤等。它如《本草汇言》中的眼科方、《圣济总录》中的补益大枣粥、《醒园录》中的枣参丸、《医学衷中参西录》中的益脾饼等，枣都担任着重要角色。

除红枣外，入药的还有黑枣。

功能 助阴补血、入肝走肾，主治虚劳，善滋二便。

经方验方 凡肝肾药中，如滋阴降火汤、茯苓补心汤、产后芎归调血饮、保胎丸、养荣丸、四神丸，俱宜为佐使。

经典记载 《本经逢原》认为入补脾药宜用南枣（黑枣），取其能益津也。

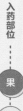
入药部位

果

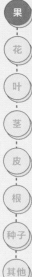

花

叶

茎

皮

根

种子

其他

健康小方

枣被用作养生健体、治病疗疾的药食两用之品，是广大民众都熟悉的事。最多见的是枣被用作"药引子"，许多人还在吃药时自作主张加入红枣，这倒是不可取的，还该听从医嘱。

红枣莲子羹

• 材料

红枣（去核）…… 7 枚

莲子…………… 15 克

黑木耳………… 15 克

• 用法

红枣、莲子、黑木耳一起炖煮，将熟时以芡粉勾兑

• 功效

补血益气、健脾和胃，尤适于小儿、产妇、老人食用

红枣羊肉汤

• 材料

红枣…………… 10 枚

羊肉…………… 500 克

生姜…………… 3 片

胡椒、八角等调料适量

• 用法

诸物加水适量紧煮慢炖。食肉喝汤

• 功效

益气养血、健脾补虚，适用于素体虚弱、病后体虚者

十四、**甘蔗**亦能当手杖

魏文帝曹丕，是曹操的次子，三国时期魏朝的创建者。他生于战乱年代，少年时期好弓马、习诗书，青年时代随军作战，练就了一身好武艺，有良好的管理和指挥才能。他有个特别的嗜好，那就是喜食甘蔗，从小至老，一生不变。在甘蔗上市的季节，他常把甘蔗当手杖使用，随时可食。有时与朝臣议论朝政时，口里还嚼着甘蔗。

有一次，他在宫中宴请大臣，一时兴起，要与当时的名将邓展比剑。君臣之间不能用真枪真刀，他就顺手从放在席间的一捆甘蔗中抽出长短、粗细相近的两根代替。开战不久，邓展三次被他击中肩膀而告败；邓展不服输，要求再战，曹丕应允，又两次击中他的额角，致使邓展叹服。

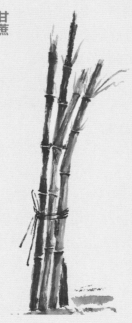

甘蔗

是国人喜爱的食物。

别名 甘蔗的名字很多，如蜀蔗、干蔗、竿蔗、糖梗、接肠草等。这些名字分别从甘蔗的种类、形态、颜色、味道、功能、产地等特点而来，足见种植之广、影响之深了。

品种 世界上的甘蔗有中国种、热带种和印度种三个品种，前两个品种我国都有出产。其寿命一般为3～6年，超过的就算『寿星』了。

古今功用

中国不仅是盛产甘蔗的大国，而且是蔗糖制造的鼻祖国和大国。马可波罗在他的游记中曾感慨地说，中国八省都产糖，数量甚巨。

甘蔗的甜味，是其含有丰富蔗糖、果糖、葡萄糖的缘故。

营养丰富　甘蔗的含糖量为 18% 左右，在同类含糖植物中名列前茅。糖之外，甘蔗中还含有其他多种对人体有益的营养素，尤其是氨基酸。

注意霉变　霉变的甘蔗会引起人体中毒，必须给喜食甘蔗者敲个警钟。目前对于甘蔗中毒的抢救还没有特效药物，即便侥幸得救的，也会留下类似脑炎后遗症那样的终身残疾。

对于甘蔗的药用功能，中医典籍中记载颇多。其入药途径以鲜汁最佳，内服、外用皆可。

经典记载　《日华子本草》《日用本草》《滇南本草》《本草再新》等书中都有论及，共同总结出它具有清热、生津、润燥的功能，以用于热病伤津、心烦口渴、高热不退、肺燥咳嗽、大便秘结等的治疗。

其他记载　还有医籍指出，甘蔗具有和胃下气，解河豚毒、疮火毒、酒毒的功能，以用于对消化不良、反胃呕吐、吞咽困难、食物中毒、痈肿疮疖和醉酒的治疗。

经方验方　《随息居饮食谱》中将新鲜的甘蔗汁比喻为"天生复脉汤"，把它与医圣张仲景创制的具有治疗气虚血亏、心悸气短、虚劳肺痿功能的名方"复脉汤"（由炙甘草、阿胶、党参、生地、桂枝、麦冬、麻仁、大枣、生姜等药物组成）相提并论，足见古人对其药用价值的肯定。

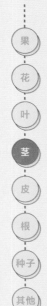

入药部位

果

花

叶

茎

皮

根

种子

其他

甘蔗的健身疗疾功能，大多是在享受甜味中得到的，即便直接入药，也是医者在特殊季节、特殊环境下的安排，一般并不常用。

甘蔗退热汁

- **材料**

甘蔗汁⋯⋯⋯ 200 毫升
生地⋯⋯⋯⋯ 18 克
淡竹叶⋯⋯⋯⋯ 6 克

- **用法**

生地、淡竹叶加水 500 毫升，共煎为 300 毫升，放冷后兑入甘蔗汁，分 3 次口服

- **功效**

对热病面烘热、身发热、口干苦、心烦躁、小便短少有缓解作用

甘蔗止吐饮

- **材料**

甘蔗汁⋯⋯⋯ 90 毫升
生姜汁⋯⋯⋯ 30 毫升

- **用法**

甘蔗汁和生姜汁混合后饮下

- **功效**

对食后消化不良、胃肠不舒、腹痛满胀、逆气呕吐者有效

十五、石榴不保安德王

在我国民俗中，石榴子被用作祝愿新婚妇女早生贵子、多生贵子的吉祥物。这一风俗，可追溯到公元六世纪的北齐。

有史载，安德王高延宗的母亲送给他两个石榴，他不经意地扔掉了。太傅魏收对他说："石榴房中多子，王新婚，妃母欲子孙众多。"高延宗一听很高兴，赶快捡回了石榴，还赏赐太傅两匹美锦。遗憾的是，这位安德王很短命，公元576年，高延宗为周军所擒，次年就被赐死了，看来母亲的石榴未能保他子孙满堂。

不过千百年来，石榴积极向上的寓意一直未变，许多家庭都以能种植一棵石榴树为愿，以希望吉祥如意、子孙满堂、后继有人。如今，我国的枣庄、合肥、西安、黄石、荆门、十堰、新乡等城市已先后把石榴花定为市花，以期望它红红火火的鲜艳之象能为人们的生活带来生机，为祖国的腾飞带来希望。

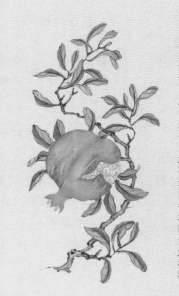

石榴

原出自西亚地区，传入我国内地是张骞的功劳。

《本草图经》中说张骞为汉使赴外国十八年，得涂林安石榴，大概就是对石榴内传始末的说明。后来，经过我国各族人民的世代培育、改良，石榴的数量、质量、品种和分布区域都发生了巨大变化，成了差不多遍布全国各地的普通树种。

石榴作为食用，是一种难得的水果，美味之外，尚可为人的机体健康供给丰富的营养。也有把它做成酒、醋、蜜果食用的，自然也不失美的享受。

石榴入药，有酸、甜之分。

酸石榴　收敛固脱，可治疗滑泻、久痢、崩漏、带下，是治疗部分消化道和妇科疾患的首选。

甜石榴　生津止渴、降火清热，能治疗口干、咽燥、喉肿、尿赤。

石榴皮是药中的常用之物。

经典记载　《普济方》中以它为主药治久痢不瘥、诸虫心痛不可忍，《千金方》中治大便带血，《肘后方》中治疗疮恶毒，《产经方》中治妊娠腹痛，《医钞类编》中治脱肛等。

石榴花可作药用。

功能　治鼻衄、中耳炎、创伤出血，内服以水煎代茶，或作散剂冲服；外用研末撒患处，或调敷搽涂。

经方验方　《圣济总录》中有二花散治鼻衄不止的，即以石榴花与黄蜀葵花为散，用水冲服；《贵州草药》中有仅用石榴花一味为散，吹鼻治疗鼻出血不止的，也有良好效果。《本草纲目》中则把石榴花揉后直接塞鼻，治疗九窍出血，更显出便捷、实用。其他如《海上集验方》中用它治刀伤血流不止，江西《草药手册》中用它治中耳炎、肺痈等。

石榴根有杀虫、止带、涩肠之功，对蛔虫、绦虫、久泻、久痢、赤白带下都有较好效果。

入药部位

果

花

叶

茎

皮

根

种子

其他

健康小方

石榴是北方广大地区中秋节的吉祥果，与节日的含义极其吻合。在平时，一般是很少能享受到这种水果的；治病则多用石榴皮，那就是医生控制的药物了。

石榴籽汁

- **材料**

石榴籽 ············ 30 克

乌梅 ············ 10 克

广陈皮 ············ 5 克

- **用法**

石榴籽、乌梅（去核）、广陈皮一起打碎为汁，加红糖适量饮用

- **功效**

健脾开胃、辅助消化、增加食欲，对口干舌燥、食少纳差、食后不化有效

石榴皮散

- **材料**

石榴皮 ············ 30 克

五味子 ············ 15 克

山楂 ············ 15 克

- **用法**

石榴皮、五味子、山楂一起研成粉末，每次9 克，每日 3 次口服

- **功效**

清热解毒、涩肠止泻，对腹泻、痢疾者有效

十六、唐相大摆樱桃宴

唐代科举考试都是在春天发榜，庆贺进士及第的酒席只有摆上樱桃才够规格，因而也被称作"樱桃宴"，并且逐渐成了定例。

唐僖宗乾符四年，已经四年不再担任宰相的刘邺家里遇到了大喜事：他的次子刘覃中了进士。刘邺虽然已不是新皇帝的宠臣，却还在朝野有较大的影响，前来祝贺的新旧朝臣络绎不绝。

于是，他破费千金，订了几十棵树的樱桃，让前来参加祝贺的客人随意取食。在许多人见都没有见过樱桃的情形下，一时震惊了朝野。由于历史上我国樱桃的种植数量较少，又成熟于水果稀少的春夏之交，此时能吃到樱桃的确是件不容易的事。

据东汉班固的《东观汉记》记载：汉明帝曾用新熟的樱桃赏赐群臣，当侍者用赤瑛盘托着晶莹剔透的樱桃出现时，百官皆笑。因为盘子的颜色与樱桃的颜色混为一体，不少人以为侍者端的是空盘。连大臣们都很少见到樱桃，可见它在历史上的珍稀程度。

樱桃

为蔷薇科落叶灌木或乔木的果实，树高可3～8米，寿可五十年。一般3～4月开花，5月果实成熟。

其果初为青绿色，后为黄红色，熟透时色艳红，红里透亮，含露欲滴，形似珍珠玛瑙，让人眼馋不已。也有白色和紫色的樱桃，非常少见。

据《本草衍义》中记载，西洛一种紫樱桃，至熟时正紫色，皮里间有细碎黄点，最为珍贵。

古今功用

樱桃主要是作为水果出现的，除直接吃鲜果外，还可以把它加工成果汁、果酒、果酱等食用。

樱桃入药，用的是成熟后的鲜果，多为直接食用或煎果为汤。

外用 直接榨汁或酒浸为汁，有益气、祛风湿之功，以用于瘫痪四肢不仁、风湿疼痛、冻疮等的治疗。

现代研究 食用樱桃有促进血红蛋白再生和预防癌症的功效。

樱桃叶、樱桃枝、樱桃根、樱桃核也都作药用，分别具有温胃、健脾、止血、解毒、调经、驱蛔、透疹、消瘢痕等功能，表现出各自独特的效果。

入药部位

果

花

叶

茎

皮

根

种子

其他

樱桃是春夏季的水果，却长期以来在民间流传有治冻疮的很多方法，也就是冬病夏治。这是中医未雨绸缪、治未病理念的体现，深含着生活的哲理。

古方樱桃水
古人将鲜樱桃数斤装入瓷坛内封固，埋入土中约1米深，经过7～10天后让其自然化为水液，然后直接擦涂，用于冻疮、冻伤的治疗，效果不凡

今方樱桃酒
今人对古法进行了改良，用75%的酒精浸泡樱桃，然后对冻疮、冻伤进行治疗，不仅工艺简便，而且增加了温热、消毒、灭菌作用

十七、东坡力赞龙眼高

　　龙眼与荔枝都是果中珍品，它们同属一个族系、同喜相同环境、同出相同地域、同具诱人美味，本来是无法分出谁优谁劣、谁高谁低的。可有人硬是根据自己的喜好，说龙眼不如荔枝，给了它亚荔枝、荔枝奴的称谓。

　　宋代文学家苏东坡对此很不服气，写诗为龙眼鸣不平："龙眼与荔枝，异出同父祖，端如柑和橘，未易相可否？"他还觉意犹未尽，又说：闽越人高荔枝而下龙眼，吾为评之。荔枝如食蝤蛑大蟹，斫雪流膏，一啖可饱。龙眼如食彭越石蟹，嚼啮久之，了无所得。然酒阑口爽，屡饱之余，则嗢啄之味，石蟹有时胜蝤蛑也。

　　与他持有相同观点的还有明代药物学家李时珍，他说：食品以荔枝为贵，而资益以龙眼为良。盖荔枝性热，而龙眼性和平也。

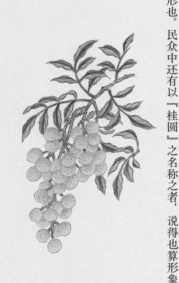

龙眼

是无患子科龙眼属植物的果实。

产地　喜温暖湿润气候，原产于我国南部地区，主产于福建、台湾、广西。

命名　其名字的来历，与古代『取象比类』的方法有关，其形圆核黑，犹如龙的眼睛，李时珍诠释说：龙眼，龙目，象形也。民众中还有以『桂圆』之名称之者，说得也算形象。

龙眼营养丰富，有极富营养的葡萄糖、蔗糖、有机酸等，补益作用不言而喻。此外，其含有的蛋白质、脂肪、碳水化合物和多种微量元素，也是人体健康所必需之物质。

食果　龙眼鲜食为果，甜而不酸，汁多肉厚；加工成龙眼干、龙眼肉、龙眼膏、龙眼酒、龙眼酱、龙眼罐头等，风味不改，甘甜沁人。

烹调　龙眼还可作为烹调原料，通过拌、烩、蒸、炖、煮等，得到味道独特的佳肴。清代诗人王士禛极言其美，称它是"果中神品"。

龙眼入药，以肉见长。

功能　有补气血、益心脾、安神明之功，对虚劳羸瘦、惊悸不安、失眠健忘之证有效。

经典记载　《神农本草经》说它主五脏邪气，安志、治厌食，久服强魂魄、聪明。《得配本草》说它益脾胃、葆心血、润五脏、治怔忡。

经方验方　《济生方》中的归脾汤，以龙眼为主药，配以白术、茯苓、黄芪、人参、酸枣仁、木香、甘草，专治思虑过度、劳伤心脾、健忘怔忡；《随息居饮食谱》中的玉灵膏，以龙眼肉、西洋参加白糖炼膏，大补气血；《万氏家抄方》中的龙眼酒，以酒引药，以药布酒，能温补脾胃、助精提神。

龙眼的树根、树皮、树叶、花朵、果壳、果核也供药用。

龙眼根　善治丝虫病。

龙眼叶　可防治流感、治疗疟疾。

龙眼壳　对烫火伤、痈疽久不愈合有效。

龙眼核　止血、定痛、理气、化湿，对狐臭、疝气、疮癣、瘰疬都有应验。

入药部位

果

花

叶

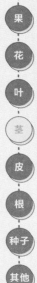
茎

皮

根

种子

其他

健康小方

龙眼的保健功能，大都是人们在食用过程中不经意间得到的；龙眼的治疗作用则是在治病疗疾过程中得到而多不自知的。

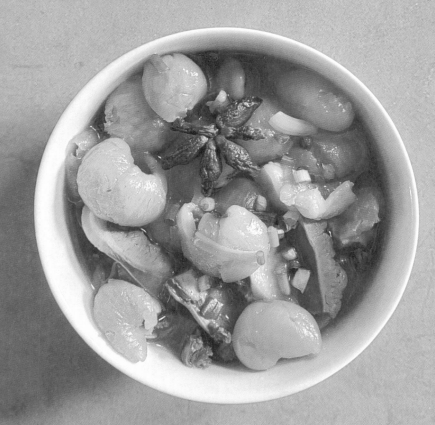

龙眼归枣粥

• 材料

龙眼肉……………… 15 克

当归……………… 10 克

大枣……………… 5 枚

糯米……………… 100 克

• 用法

诸物共煮为粥，每日一餐

• 功效

益气养血、健脾安神，对面色无华、身困乏力、失眠多梦者有效

龙眼猪心汤

• 材料

龙眼肉……………… 15 克

猪心……………… 250 克

葱段、姜片、花椒、大茴香适量

• 用法

诸物一起煨汤，每周一次

• 功效

补气养血、健脑益智，养心健脾，适宜于体弱、心悸、动辄汗出者

十八、火红**柿子**凌霜侯

柿子的成熟季节在十月左右，民间有霜降节气吃柿子的习俗，并把它称为"凌霜侯"。

据说，这个名字是大明开国皇帝朱元璋所赐。朱幼时家境贫寒，过着食不饱腹、经常四处讨饭的日子。有一年深秋，他来到一个村庄，看见村边的柿子树上果实累累，就爬到树上饱餐一顿，留下了难忘的记忆。

后来，他当了皇帝，路过此地时发现那棵老柿子树还在，于是就脱下战袍郑重地把它披在柿子树上，亲口嘉封这棵柿树为"凌霜侯"。加之柿子有"红红火火"之色、字含"柿柿（事事）如意"的吉祥之意，它的名声日益大了起来，不仅世代为乡里的农家所爱，而且成为富贵人家争相品食的水果。

19 世纪，柿子先后传入法国和地中海各国，后又传入美国，成为世界性水果。它耐寒冷也耐干旱，对环境的适应性极强，即便瘠薄的山地里也能生长。

北宋诗人张仲殊称赞它："味过华林芳蒂，色兼阳井沈朱，轻匀绛蜡裹团酥，不比人间甘露。"根据它的形状和风味，民间有把它称为"糖葫芦"的。

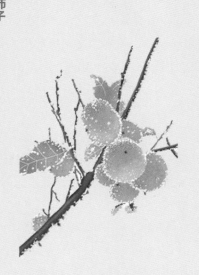

柿子

是柿科植物浆果类水果。

产地　原产我国，主产地为山东、河北、河南、江苏、安徽、北京、天津等地，栽培历史在千年以上。

古今功用

入药部位

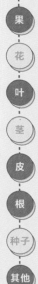

柿子含有丰富的蔗糖、葡萄糖、果糖、蛋白质、胡萝卜素、维生素 C、瓜氨酸和碘、钙、磷、铁、锌等多种矿物元素，有很高的营养价值。

鲜食注意 柿子所含的果胶具有两面性的特征。一方面它是一种水溶性膳食纤维，有良好的润肠通便作用；另一方面，它易于和单宁酸等成分与胃酸发生化学反应，生成难以溶解的凝胶块，从而形成胃结石。因此，专家建议空腹时不要食用，即便在饱食状态下也不宜多食，一般每次的食用量以 200 克左右为宜。

加工食品 柿子除直接作为食用外，还可以加工成柿酒、柿醋、柿脯、柿粉、柿霜、柿茶、冻柿子等多种美味。

柿子可以入药。

功能 清热润肺、生津止渴，是治疗肺痿、咳血、咽喉干燥、热渴、口舌生疮的良药。柿子加工成的柿饼，具有润肺、止血的功效，可用于对肺热咳嗽、咯血吐血、肠风下血、痔疮出血的治疗。

柿饼外部的一层白色粉末，入药叫柿霜，是柿子内部渗出的葡萄糖凝结成的晶体物。

功能 具有清热润燥、化痰宁嗽的效果，是治疗热咳无痰、咽干喉痛、口舌生疮、吐血咯血、肠风痔血的重要药物。

其他部位也可入药。

柿蒂 是临床上降逆止呃的常用之品，又对血淋和烧烫伤有效。

柿叶 可以凉血止血、止咳平喘。

柿树的树根、树皮也都有用途，可治血崩、血痢、便血等。

用柿子养生健身、治病疗疾的验方见于各种医籍的居多，流行于民间的偏方和验方也很多，这可能与柿子及其衍生品容易得到有直接关系。

柿饼粥
- **材料**

柿饼⋯⋯⋯⋯⋯ 3 枚
干槐角 ⋯⋯⋯⋯ 15 克
大米⋯⋯⋯⋯⋯ 50 克
- **用法**

柿饼去蒂、切小块，与干槐角、大米同煮为粥，加入冰糖或白糖适量食用
- **功效**

对干咳咯血、久痢便血、小便带血有辅助治疗作用

柿霜粉
- **材料**

柿霜⋯⋯⋯⋯⋯ 3 克
黄连粉⋯⋯⋯⋯ 5 克
吴茱萸粉⋯⋯⋯ 5 克
- **用法**

诸物混合后，用小磨香油调和为稀糊状，涂抹于患处
- **功效**

对口腔溃疡、嘴唇皲裂等痛不可耐的口腔疾患有效

十九、这枇杷与那琵琶

"枇杷"与"琵琶",一为果木,一为乐器,为何把二者拉在一起来说呢?原来,枇杷最早的名字也叫"琵琶",这得从中国汉字的起源和演变说起,《本草衍义》一语而蔽之:"因其(枇杷)叶似琵琶,故名",后随"木"而规范写成"枇杷"了。

传说明代画家沈石田接到好友送来的"琵琶一盒",遂复函答谢曰:"承惠琵琶,开奁骇甚,听之无声,食之有味。"有人不知此故,还以为古书上写了错别字,作诗讽刺说:"枇杷不是此琵琶,只为当年识字差。若使琵琶能结果,满城箫管尽开花。"这件事本身就是绝妙的讽刺,说明中国文字形成的背景和含义太复杂了,在弄不明白根底时千万不要随意评论和指责,最后自己把自己装了进去岂不太过尴尬!

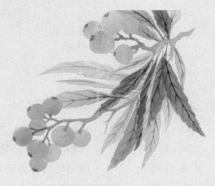

枇杷

是深受人们喜爱的家常水果。

别名 枇杷又名芦橘、金丸、炎果、腊兄等,从不同角度反映出其味道、色泽、成熟和生长季节的特点。

特征 它的生长周期不同于一般花木,要经历秋天萌芽、冬天开花、春天结实、夏天成熟的漫长过程,一年四季之气皆汇聚其中,《枇杷赋》中有"禀金秋之清条,抱东阳之和气,肇寒葩于结霜,成炎果乎纤露"的总结。

枇杷具有丰富的营养价值，是深受人们喜爱的家常水果。也有将枇杷做成果酱、果脯、果汁、果酒、果醋，或与肉类、蔬菜类共同做成特色菜肴的。

枇杷还有很高的药用价值，几乎全身都是治病的药物。枇杷的果实药用如下。

功能 有润肺、止咳、下气之功，是治疗肺痿、咳嗽、吐血、衄血、烦渴、呕逆的常用药。

经方验方 中成药枇杷膏、枇杷露等都是它的化身。

枇杷叶是常用中药。

功能 清肺和胃，降气化痰，李时珍认为它善治肺胃之病，为下气之良药。

经典记载 《滇南本草》中有用它治疗咳嗽、喉中有痰者；《本草衍义》中有用它治疗久咳肌瘦、将成肺痨者；《古今录验方》中有用它治疗温病大热难消者；《圣济总录》中有用它治疗呕哕不止、饮食不入者；《太平圣惠方》中有用它治疗小儿吐乳不定者等。现代有用它治疗慢性气管炎的报道，效果颇佳。

经方验方 枇杷叶露治肺热咳嗽、呕逆、口渴。

枇杷的其他部位也可药用。

枇杷花 治伤风感冒、咳嗽痰血。

枇杷核 治咳嗽多痰、疝气、水肿。

枇杷根 治关节疼痛、传染性肝炎。

枇杷根白皮 治吐逆不下食。

入药部位

果

花

叶

茎

皮

根

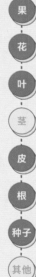种子

其他

健康小方

枇杷树，多为观赏树；枇杷果，多为尝鲜果；就是入药比较普遍的枇杷叶，也以出产枇杷的南方地区用之为多，具有明显的地域性特点。

枇杷二味散
- **材料**

枇杷叶 ············ 30 克

陈皮 ············ 30 克

- **用法**

枇杷和陈皮共为粉末。每服 5 克，每日 3 次，温开水送服

- **功效**

调理脾胃气虚、治疗呕逆吐食

枇杷三味汤
- **材料**

枇杷叶 ············ 9 克

霜桑叶 ············ 6 克

白茅根 ············ 12 克

- **用法**

枇杷叶、霜桑叶、白茅根共煎为汤，一日内分两次服用

- **功效**

清温热、和肺胃、降逆气，对咳嗽气逆、口中发黏、时而呕恶者有效

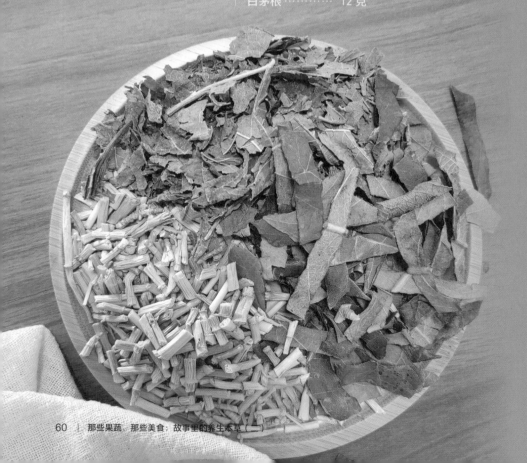

下篇 【本草美食臻长寿】

食为养，药为治，药食两用祖先大智慧，核心是科学调理，教你学几招……

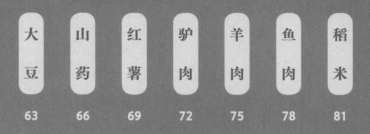
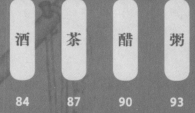

二十、血浓于水说豆萁

曹植，字子建，是曹操的第四子、曹丕的同母兄弟。他聪慧好学，文采四溢，深受曹操喜爱。曹丕视曹植为其政权稳固的威胁，将其封为远离首都的藩王，实则就是一种软禁。就这样，他仍时时放心不下，寻找各种理由进行为难和加害。据《世说新语·文学》记载：文帝（曹丕）尝令东阿王（曹植）七步中作诗，不成者行大法（杀），应声便为诗……帝深有惭色。

大意是说，曹丕命令曹植在行走七步路的极短时间内要做一首诗，如完不成就要杀头。结果，曹植应声成诗，让曹丕感到非常羞愧，暂时打消了杀他的念头。

因这首诗是在七步内完成的，故被称为"七步诗"："煮豆持作羹，漉菽以为汁。萁在釜下燃，豆在釜中泣。本自同根生，相煎何太急？"由于历史上的多种原因，此诗在流传过程中只剩下了四句，即"煮豆燃豆萁，豆在釜中泣。本自同根生，相煎何太急"。

七步诗中表现出的封建斗争姑且不论，而对豆与萁密切关系的表述，则从一个侧面反映出这一时期大豆在人们生活中的地位和作用，这是我们要探讨的主题。

大豆

亦称黄大豆，为豆科植物豆皮黄色的种子。

历史　我国最早种植大豆，据考有七千年以上的历史。在1873年维也纳万国博览会上，中国大豆初露头角，很快闻名全球，中国获得『大豆王国』的美誉。

佳品　迄今，我国的大豆已有上百个品种，以东北大豆名气最大，如油光闪亮的『黄金珠』，晶莹滚圆的『天鹅蛋』等品种都堪称豆中一绝。

古今功用

大豆在植物食品中含蛋白质量最高，就是动物食品中的牛肉、瘦猪肉和牛奶也望尘莫及。

营养价值　大豆蛋白属于全价蛋白，含有人体所不能合成的 8 种必需氨基酸。大豆中还含有丰富脂肪和铁质，易被人体吸收利用。国外把大豆叫做"田中之肉"，极言其营养价值之高。

美食　以大豆为原料的各类豆制品，在色、形、味上都做足了文章，常见的如五香煮豆、酱豆、豆芽、豆腐、豆豉等，这类派生产品可数以百计，无疑大大提高了大豆的食用率，成为美食中的一道风景线。

大豆味甘性平，入药分生用和熟用两种途径。

生熟两用　《本草求真》中说，凡物生则疏泄，熟则壅滞。大豆其味虽甘、其性虽温，然生则水气未泄，服多则有疏泄之害，故豆须分生熟，而治则有补泻之别耳。用补则须假以炒熟，然必少食则宜。

功能　健脾宽中、润燥消水，可用于对疳积泻痢、腹胀羸瘦、妊娠中毒、疮疡肿毒、外伤出血等的治疗。

经典记载　《日用本草》说它宽中下气，利大肠，消水气，治肿毒；《本草汇言》说它煮汁饮能润脾燥，消积痢。《本草纲目》《随息居饮食谱》等医籍中都有它治疗痰积、咳嗽、疥疮、消化不良等的记载。

现代临床　有用大豆治疗下肢溃疡、寻常疣、妊娠中毒等，具有确切的效果。

入药部位

果

花

叶

茎

皮

根

种子

其他

大豆及其相关制品做菜，一般都是熟食的，自不必担心。作为药物运用的情况比较复杂，生用、熟用都是有考究的，必须在医生指导下应用。

大豆止渴粉

• **材料**

大豆……　500 克（炒焦）

天花粉…………　500 克

• **用法**

二物细研为粉，每次 15 克，每日 2 次，用温水送服

• **功效**

有清热、生津、止渴、降糖的功效

大豆养胃粉

• **材料**

大豆…………　250 克

花生…………　100 克

麦芽…………　50 克

• **用法**

共同炒熟研粉，每次 20 克，每日 2 次温水冲服

• **功效**

有补气健脾、消肿利水的功效

二十一、**山药**改名因皇帝

山药有过两次易名更姓的经历。

山药原名"薯蓣",本因其形、味与薯类植物相近而得。谁知唐代有个皇帝叫李豫,因"豫"与"蓣"同音,为避皇帝之讳,只好改名"薯药"了。天不作美,宋代又出了个皇帝叫赵曙,"曙"与"薯"同音,只好再次改名叫"山药"了。封建统治者的"为尊者讳"连中药都受到了牵连,真让人太不可思议。

药名尚且如此,不要说人的名字用字了。中药因避讳受到牵连的还不止山药,比如白果。

在诸多色彩中,白色虽然洁净,却不吉利,结婚称"红事",死人就是"白事"了。皇帝要食用白果,只好把它改为"银杏"。改了名还有顾忌,进贡朝廷时,每颗白果都要用紫绢包裹起来,红得发紫,这才显得大吉大利。

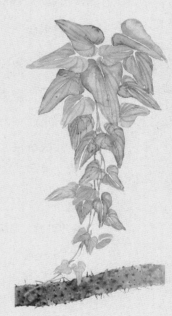

山药
是薯蓣科植物薯蓣的块茎。

别名 山药的别名有数十个之多,什么薯蓣、山芋、玉延、修脆、薯药、蛇芋、野白薯、九黄姜、白药子等不一而论;足见它分布之广、运用之多、影响之大。

古代文人以山药养生者居多。宋代陆放翁诗赞"一杯山药进琼糜",用琼浆玉糜来比喻山药的美味;明代唐伯虎则"柴门深闭蓣徐煨",是关上门下足了功夫用慢火去煨煮山药的;清代朱熹感叹"欲赋玉延无好语",觉得山药的益处太多,找不到形容它的合适语词了。

山药为食,有很高的营养价值,其碳水化合物、葡萄糖、蛋白质、维生素的含量都相当丰富。

美食　山药羹、山药粥、山药球、煨山药、煮山药、炸山药丝、拔丝山药、山药炖母鸡、山药点心等,以山药为料的各色甜食、咸食、素食、荤食五花八门,难以言尽。

山药为药,有生用和炒用之分。《本草求真》说,入滋阴药宜生用,入补脾药宜炒黄用。

道地药材　山药遍产于中南、华北、华南、西北、西南诸省,主产河南,以博爱、沁阳、武陟、温县、焦作一带出产的"怀山药"最为有名。

功能　《神农本草经》说它补中益气力,长肌肉,久服耳目聪明。《别录》说它治虚劳羸瘦,充五脏,除烦热,强阴。《食疗本草》说它治头痛,助阴力。《日华子本草》说它助五脏,强筋骨,长志安神,主泄精健忘。《本草正》说它健脾补虚,滋精固肾,治诸虚百损,疗五劳七伤。《药品化义》说它温补而不骤,微香而不燥,循循有调肺之功,治肺虚久嗽,何其稳当。

中华人民共和国成立后出版的《中药大辞典》,把它的功能概括为八个字:"健脾、补肺、固肾、益精",认为是治疗脾虚泄泻久痢、虚劳咳嗽、消渴、遗精带下、小便频数的常用药。

经方验方　山药在古今众多复方中频频亮相,固精丸、易黄丸、完带汤、缩泉丸、山芋丸、山药酒等名方中都有它的名分。六味地黄丸和由它演变出的系列处方中,也都由山药担任主角。

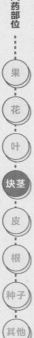

入药部位

果
花
叶
块茎
皮
根
种子
其他

健康小方

山药，是"药食两用"植物中的典型代表之一，做点心买山药、炒菜用山药、煨汤加山药，生活中把它的养生保健功能运用到极致了。

山药五粉糊

• 材料

山药粉 …………	50 克
茯苓粉 …………	40 克
葛根粉 …………	30 克
芡实粉 …………	20 克
山楂粉 …………	10 克

• 用法

诸料混合均匀后，每次15 克，开水冲服作早茶用

• 功效

有健脾和胃、燥湿除痰、增强心力之用

山药猪排汤

• 材料

鲜山药 …………	250 克
猪排 …………	250 克
大茴香 …………	5 克
草果 …………	5 克
肉桂 …………	5 克

• 用法

诸物加葱段、姜片、大枣，用大火煮开后改小火煨炖 1 小时，食用

• 功效

有健脾润肺、滋阴益肾、养心安神之效

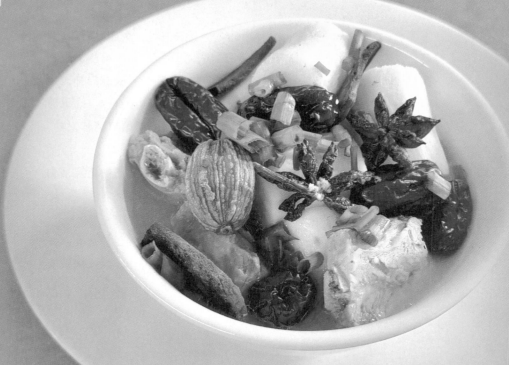

二十二、**红薯**为何镀了金

红薯最初是美洲植物，怎么会从菲律宾传入我国？为何又有"金薯"之名？这得从明万历年间（1593）说起。

当年，红薯已从美洲成功移植菲律宾，并且是当地的高产农作物。在菲律宾经商的福建长乐人陈正龙，想方设法让红薯漂洋过海，在家乡试种成功。他把这个消息报告了当地政府，希望能让更多的老百姓受惠。时任福建巡抚的金学曾得知后，非常兴奋，立即组织了在福建全省范围内的推广，解除了成千上万民众的饥荒。不知内情的老百姓，就把这个功劳记在了巡抚的名下，按照巡抚的姓氏给了它"金薯"的名字。真相总会被披露，陈正龙的事迹大白于天下之日，老百姓把"红薯之父"的称号送给他，并在福州的乌石山建造了"先薯祠""先薯亭"，以纪念他的功绩。

红薯

曾是古人的口粮，现在是公认的餐桌上的健康食品。

别名 红薯有番薯、红苕、红芋、白薯、甘薯、地瓜等别名。

产地 原产美洲，后通过菲律宾传入中国。它产量高、易种植、价格低、味道美，深受人们喜爱。经过我国劳动人民的长期改良，它的品种、生长环境、产量、质量都有很大的变化和提高，成为餐桌上的主导食品之一。

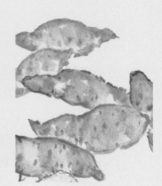

古今功用

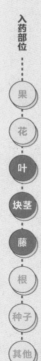

红薯有丰富的营养，和大米、白面混吃，可以提高主食的营养价值，使人延年益寿。

除了作为主食外，红薯还有许多食法和用法。

经过粗加工　制成淀粉、粉条、凉粉等。

经过细加工　制成饴糖、酒、醋、果酱、果脯、罐头食品等。

红薯的叶和藤也都富于营养，叶是很好的蔬菜，叶和藤都是猪、牛等牲畜的饲料。在缺煤缺柴地区，干红薯藤是上好的燃料，烧过的草木灰还是很好的肥料。

红薯具有治病作用。

功能　《金薯传习录》中总结出它具有止下痢脓血、泻酒热毒气、除湿热黄疸、治遗精淋浊、调妇女月经、消小儿疳积等多种功能，李时珍在《本草纲目》中也指出了它补虚乏、健脾胃、强肾阴的作用。

药理研究　红薯能保护心血管壁的弹性、降低血中的胆固醇含量、防止动脉硬化发生、保持消化道通畅、防止便秘、减少皮下脂肪堆积等，是高血压、心脏病、动脉硬化、肥胖病、老年性便秘等患者的理想食品。

"一年红薯半年粮"，是一些地区流行的说法，说明红薯在一定时期内曾经是老百姓的主要食粮。除供吃饱之外，红薯还有健体、治病的作用，这是中医的贡献。

清炒红薯叶

- **材料**

鲜红薯叶………… 250 克

- **用法**

麻子仁油（如无麻子仁油可用猪油、麻油替代）清炒鲜红薯叶，连用 3 天

- **功效**

对大便秘结、排便困难者有效

江米红薯粥

- **材料**

红薯 …………… 50 克
茯苓 …………… 30 克
白术 …………… 15 克
江米 …………… 50 克

- **用法**

共同熬粥，每日作晚餐食用

- **功效**

对胃部嘈杂、隐痛、口泛酸水等慢性胃炎、胃溃疡、结肠炎患者有效

二十三、天上龙肉地下驴

古都洛阳的汤是非常有名的，什么牛肉汤、牛杂汤、羊肉汤、羊骨汤、豆腐汤、元子汤、不翻汤等难以尽数，其中还有一种珍贵的驴肉汤。

俗云："天上龙肉，地下驴肉。"吃驴肉被许多人认为是尊贵的饮食享受。北宋官员、文学家、史学家、词人宋祁，是历史上有成就的人，《新唐书》的大部分内容都出自他手。

有一年，他路过洛阳，吃驴肉、喝驴肉汤上了瘾。有几天偏偏碰上市场上驴肉断供，他忍耐不住，就把自己骑的驴给杀了吃了。品味之余，生出无限感慨，还留下了一首诗："塞驴掣断紫丝缰，忙去城南趁草场。绕遍洛阳

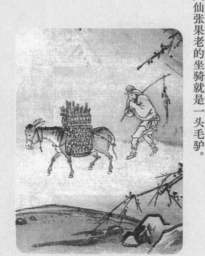

寻不见，西风一阵版肠香。"他说的"版肠"，是驴肉中最受欢迎的部位，即驴的大肠。此处壁厚油肥而不腻口，肉软质嫩而不失香，因形如一条玉版而得名。

驴

形象似马，同宗同族但不同种，体质健壮、粗放耐劳、性情温顺、食少易养，抵抗疾病的能力较强。

寓意 驴是中国人传统习俗中的吉祥物，民谚有「金驴一鸣，天下太平」之说。

仙缘 驴曾是古代劳动人民的得力助手和舒适可靠的坐骑；诗人杜甫、孟浩然、王建、贾岛等名家的不少传世之作都是在驴背上产生的；就是得道成仙的人中，也有与驴结缘的，八仙张果老的坐骑就是一头毛驴。

驴肉比牛肉、猪肉口感好，这与其肉内的氨基酸构成有关，从鲜味氨基酸所占的比例来看，驴肉为 27%，牛肉约 25%，猪肉为 24% ~ 26%。驴肉的其他营养成分也非常丰富。

驴肉入药，比较常见。

功能 补血、益气，是治疗劳损、风眩、心烦的药物。

经方验方 《本草纲目》说煮汁空腹饮，疗痔引虫。《饮膳正要》说于豆豉中煮熟烂，入五味，空腹食之，治风狂、忧愁不安，安心气。

驴皮胶是最能体现驴身后价值的药品。

功能 由于它分解产生的氨基酸有滋阴补血、补肾安胎之效，被称为"生命之源"，故而成为上好的补品。

经方验方 驴皮胶不仅能治疗各种出血症和血虚、妇女月经不调，历来更把它视为尊贵的保养品。当年慈禧太后曾用它治愈多年缠身的血证，因而赐予它"福"字的招牌。

驴的其他部位也可入药。

驴乳 有治消渴、黄疸、小儿惊痫、风热赤眼之用。

驴毛 也是有用之物，药王孙思邈发明"二物驴毛散"，以它与麝香合煎，乳汁和之，治小儿新生中风。《食疗本草》说它治头中一切风，将它炒黄，放入酒中浸泡 3 日，空腹细饮，一醉方休，"覆卧取汗，头风可已"。

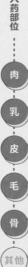

入药部位

肉

乳

皮

毛

骨

其他

健康小方

驴肉也是人们将医疗保健融于日常生活的主要食物，除驴皮经过加工成为专门治疗疾病的药物外，其他大部分用场都是体现在吃食上的。

驴肉山药汤

- **材料**

驴肉⋯⋯⋯⋯ 250 克
山药⋯⋯⋯⋯ 50 克
大枣⋯⋯⋯⋯ 7 枚

- **用法**

诸物加入葱段、姜丝等调料适量，快煮慢炖，食用

- **功效**

健脾和胃、滋阴益气，对食少乏力、动辄心悸、形体消瘦者有效

驴肉鳖甲汤

- **材料**

驴肉⋯⋯⋯⋯ 500 克
鳖甲⋯⋯⋯⋯ 30 克
木瓜⋯⋯⋯⋯ 15 克

- **用法**

诸物加入葱段、姜丝等调料慢火煨炖，食用

- **功效**

活血散结、益气养血，对慢性肝炎、肝硬化患者肝功能的恢复有效

二十四、医圣发明羊肉饺

饺子，是中华民族原创的传统型食品，受到世代劳动人民的欢迎。其中有一段它与医圣张仲景的故事，反映了仲景仁爱为本的道德理念。

故事说，有一年冬天，张仲景在家乡看到不少乡亲衣不遮体、食不饱腹，许多人的耳朵都冻伤了。他于心不忍，就让徒儿们买来性温驱寒的羊肉剁碎，加上姜丝、葱段之类的温性辅料，用面粉包成耳朵形状的食团，放入由活血、抗寒的中草药组成的汤锅中去煮，名字叫"驱寒矫耳汤"。乡亲们吃在口中、暖在心里，填饱了饿着的肚子，治好了冻坏的耳朵，无不称赞医圣的高尚医德。

随着文字的演化，"矫耳"改成了"饺儿"，成为老百姓冬至节防寒的象征性食品，还产生出"冬至不端饺子碗，冻掉耳朵没人管"的民谚，以缅怀医圣对人类健康的贡献。

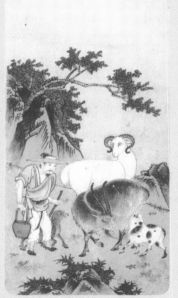

羊

羊的品种很多，如绵羊、黄羊、山羊、岩羊等。

历史　家养羊是由野羊进化来的，这一点没有争议。世界上哪个国家首先养羊，说法可就大不相同了。多数学者认为，捻角山羊是中国家羊的祖先，我国养羊有四五千年的历史。

寓意　按照汉字的诠释，"羊"与"祥"通，是吉祥的象征。西汉大儒董仲舒说：羊，祥也，故吉礼用之。羊在古代被作为祭品使用，我国多个民族中有送羊、抢羊、叼羊等习俗。

古今功用

羊肉煮食、煨汤、炒菜等，都是美味健康的传统膳食。羊肉水饺，主副食融为一体，不仅营养丰富、全面，而且易于为人体接受，是符合国人营养需求的一种创造，以致在中国饮食中经久不衰。

羊肉入药历史悠久。

功能　有益气补虚，温中暖下之功。

经典记载　李东垣说它能补血之虚，有形之物也，能补有形肌肉之气。凡味与羊肉同者，皆可以补之。李时珍说它能治五劳七伤、虚冷。孙思邈说它主暖中止痛，利产妇。其他医家、医籍中也分别总结出它具有消羸弱、壮腰膝、安脾胃、驱寒邪等多种功用。

羊的其他药用功能也很多。

羊心　补心、解郁，治膈气、惊悸。

羊血　补血、止血、祛瘀，治吐血衄血、肠风痔血、外伤出血。

羊肝　补肝、益血、明目，为体弱面黄、肝虚目暗、雀目青盲、目生翳障患者的极好补品。

羊肚　补虚弱、健脾胃，能增加食欲，消除盗汗、尿频、消渴，使虚人渐强。

羊肾　补肾气、益精髓，凡肾虚劳损、腰脊疼痛、足膝痿弱、阳痿遗精、尿频遗尿、耳鸣耳聋患者皆可用之。

羊乳　温润养人，含有丰富的钙和铁质，结核病患者长期饮用羊奶颇有益处。

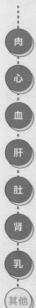

入药部位

肉

心

血

肝

肚

肾

乳

其他

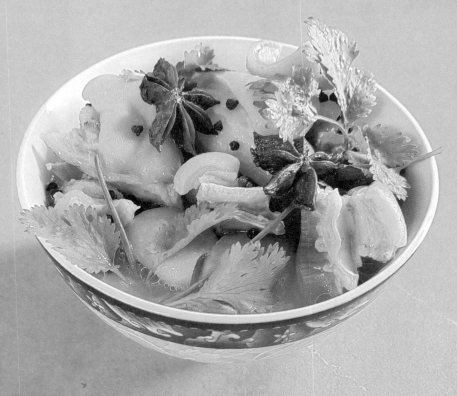

羊肉的温补作用为广大老百姓熟知并广为应用，民谚中"冬天常喝羊肉汤，不劳医生开药方"的说法，就是对这一认知的诠释。

羊肉温中汤

- **材料**

羊肉…………… 500 克

大茴香………… 10 克

吴茱萸…………… 3 克

- **用法**

同煮后食肉喝汤

- **功效**

对长期腹中寒冷隐痛、下利清谷者有效

羊肉补肾汤

- **材料**

羊肉…………… 500 克

制附子………… 15 克

- **用法**

文火焖煮，每日少量服食

- **功效**

对改善老人夜尿多、怕冷、四肢不温等肾阳虚衰状况有明显效果

二十五、破冰求鱼见孝心

王祥卧冰求鲤的典故，源出干宝的《搜神记》。文中说：王祥，字休徵，琅琊人。性至孝。早丧亲，继母朱氏不慈，数谮之，由是失爱于父，每使扫除牛下。父母有疾，衣不解带。母常欲生鱼，时天寒冰冻，祥解衣，将剖冰求之，冰忽自解，双鲤跃出，持之而归。

王祥的举动可谓感天动地，在天寒地冻之际，他解开衣服卧在冰上，用炽热的心暖化了冻冰，捞出了两条鲤鱼，满足了继母的需求。要知道，王祥要孝敬的对象并非其血缘至亲，而是对他缺乏爱心、百般刁难的继母，想想更令人尊敬。天不负人，王祥少年时期就开始的道德积累和刻苦读书，使他成人后得以入仕，从温县县令这样的小官一直做到大司农、司空、太尉级别的高官。

他的事迹被古人编为通俗故事，用《二十四孝图》的形式代代相传、教育后人。

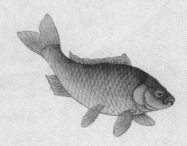

鱼

世界上的鱼有二万多种，我国也有二千多种。

寓意　中国人对鱼有着特殊的感情，这绝不是说中国人嘴馋，而是中国传统文化给鱼赋予了饮食以外的特殊价值。因为「鱼」与「余」同音，人人都想讨个「年年有余」的好口彩。

重头菜　鱼成为中国人新婚、喜庆、节日宴席上不可缺少的菜肴，民间甚至有「无鱼不成席」的说法。特别是在迎新辞旧的春节，鱼更是餐桌上不能少的重头菜。

　　鱼的营养成分丰富，口感细软柔嫩，比其他肉类更有利于消化吸收，特别适于老人、儿童、身体虚弱和患病的人。

　　鱼肉中含有多种不饱和脂肪酸，现代研究认为它有降低胆固醇的作用，经常食鱼可降低冠心病、糖尿病的发病率，使人长寿。

　　鱼的吃法很多，红烧、清蒸、做羹、烩汤，做鱼丸、鱼糕、鱼丝、鱼粥、鱼饺等，均可从中得到不同的美味享受。

　　按照中医"药食同源"的观点，凡可食之鱼均有不同的医疗效果，二千多年前成书的《黄帝内经》中已经有"鱼热中"的记载。鱼品种繁多，简直可以写一部鱼药专著，一篇小文章实在无法尽述所有鱼种的功效，只好采取以偏概全的做法举例说明了。

　　鲤鱼　消肿利水，治水肿、小便不利。

　　鲫鱼　活血通乳，疗血瘀、乳汁不下。

　　鳗鱼　润肺灭菌，治肺结核。

　　鲢鱼　温中散寒，疗腹中痛。

　　鳝鱼血　主中风初起，治口眼歪斜。

　　墨鱼骨　制酸、止血、敛疮、除湿，疗胃肠溃疡。

　　从鱼的内脏中提炼的鱼肝油，是治疗夜盲症、干眼病、软骨病、小儿发育不良的重要药物；从鱼肉中提炼出的胰岛素，可用于对糖尿病和一些神经性疾病的治疗；用鲨鱼软骨抗癌的研究已崭露头角，表现出可喜的苗头。

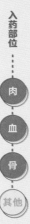

入药部位

肉

血

骨

其他

健康小方

食鱼是为了健身还是治病？许多吃鱼的人可能连想都没有细想，不少益处是在不知不觉中获得的，反正对人的身体有好处就行。

鲫鱼下乳汤
- **材料**

鲫鱼⋯⋯⋯⋯ 100 克

芫荽⋯⋯⋯⋯⋯ 15 克

葱段、姜丝、油盐等调料少许

- **用法**

诸料一起炖煮。每日食用 1 次

- **功效**

对改善产妇乳房作胀、乳汁不通或稀少有直接促进作用

鲤鱼养心汤
- **材料**

鲤鱼⋯⋯⋯⋯ 250 克

五味子⋯⋯⋯⋯ 12 克

麦冬⋯⋯⋯⋯⋯ 20 克

党参⋯⋯⋯⋯⋯ 15 克

- **用法**

诸物加调料适当炖煮，经常食用

- **功效**

有养心之效，对改善胸闷、心悸、气喘、乏力、失眠诸症有直接帮助作用

二十六、细人不食生米饭

俗语"吃生米的"（也有称作"吃夹生饭"的），是对头脑简单、性格粗鲁的人的一种形容语，多少带有一点贬义。有考据说，这条俗语是由宋代的一则故事演化而来的。

传说宋太祖赵匡胤称帝前，有一次在销金桥有难，被郑恩搭救后，又结识了柴荣，三人遂结为金兰之好。一天，他们投宿到独龙庄客栈，由郑恩负责生火做饭。这黑大汉根本不知道饭是怎么做出来的，就把一袋米全部倒在一口大锅里煮了起来。火大水少，结果煮出一锅生米饭来。赵匡胤和柴荣二人难以下咽，而郑恩却大喊"好吃"，不一会儿工夫，就把一锅生米饭全吃光了，看得赵、柴二人瞠目结舌。

粗人粗手粗口，又是在饿着肚子的当口，郑恩之举也不为奇，正常人在一般情况之下确实是消受不了生米饭的。

米

来源于稻，故常见「稻米」混称。

历史　我国出产稻米的历史在五千年以上，是世界上稻米的原产国之一。稻米外传后，很快风靡了全球，如今在全世界范围内已有24亿人以它为食。

五谷之首　在孔子的《论语》中，它作为五谷之首，与稷、菽、麦、黍共同出现。中医祖本《黄帝内经》中强调了『五谷为养，五果为助，五畜为益，五菜为充』的膳食原则，自然也是把稻米放在重要的位置。

古今功用

稻米有丰富的营养成分，其中主要成分是淀粉，其次是蛋白质、脂肪，还有多种糖类、有机酸和维生素，尤以 B 族维生素的含量为高。

食用稻米不宜加工过细，它的部分营养成分存在于胚芽和麸皮中，加工越精细的稻米，其维生素和膳食纤维就损失得越多，有可能成为多发性神经炎、高胆固醇血症、糖尿病、便秘、痔疮、结肠癌等疾病的直接或间接病因。

稻米亦食亦药。

功能 补中益气、健脾和胃、长肌肉、生津液、补下元、壮筋骨、除烦渴、止痢疾，被广泛运用于对许多疾病的预防和治疗中。

经方验方 古方中常用稻米的不乏记载，如《圣济总录》中治霍乱狂闷的竹沥饮、《三因方》中治三消渴利的梅花汤等。张仲景也善用稻米，"伤寒方中，亦多加入，各有取义，未尝一拘"。比如，治疗少阴证的桃花汤、治疗热病的竹叶石膏汤和白虎汤，都用到了大米，熬制成的药汤清香扑鼻。

稻米的全株都作药用，稻草、稻草根须（入药称"糯米根须"）、稻草芽（入药称"谷芽"）、稻草芒、染了病的稻草果穗、淘米水（入药称"米泔水"）、米油、米露等都有相关的治病作用。

最新研究认为，稻米的种皮——米皮糠，是新型食用油米糠油的重要原料，其中含有对脚气病有治疗作用的维生素 B_1，其还有改善自主神经功能障碍和抗癌作用。

 种子
 根须
 种皮
 芽
叶
 果穗
泔水
 其他

入药部位

稻米是我国重要的粮食产品之一，它的一些附属物也是直接用于治病的药物。

水煮稻草根
- **材料**

稻草根 ··········· 50 克

浮小麦 ··········· 30 克
- **用法**

二物水煎后分 2 次服用，连服数日
- **功效**

对自汗、盗汗、心烦、失眠者有效

大米锅巴粉
- **材料**

大米锅巴 ········ 250 克

莲子肉 ·········· 200 克
- **用法**

二物一同研为细粉，加白糖适量调匀。每次 30 克，每日 3 次，温水冲服
- **功效**

对脾虚久泻、食欲低下、腹痛不适者有效

二十七、莫在酒场论英雄

南朝刘义庆在《世说新语·任诞》中有载，山季伦（山简）镇守荆州时经常喝得大醉，时人编了一首歌嘲讽他：山公时一醉，径造高阳池。日暮倒载归，酩酊无所知。复能乘骏马，倒著白接篱。举手问葛强，何如并州儿。说山简镇守荆州襄阳这种军事重地，且当时局势那么不稳定，他却每天沉迷喝酒，醉得一塌糊涂，朝廷选这样放荡的世家子弟镇守要地，实在是用人不当。《晋书》中也有《山简传》一篇，大意与前同，写出了一位饮酒无度者的失常醉态。

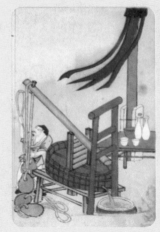

明代医家李时珍在《本草纲目》中介绍，有个叫周顗的人，非常好客。有一晚家里来了一位朋友，他拿出两石美酒招待，把这位朋友灌得酩酊大醉。第二天早上一看，这位朋友"已胁穿而死矣"。

清代梁章钜在《归田琐记》中记述，嘉庆年间，两江总督、协办大学士松筠与负责河务的官员费淳聚饮，其副将陪酒，三人全部醉倒。那副将夜里回去后就不言不动，早上被人发现竟然已经去世了。

酒

酒在我国历史悠久，《吕氏春秋》《战国策》中均有考证。《酒经》一书述说最详，"帝女仪狄造酒"基本成为史学界比较一致的看法。至于《史记》中有关"商纣以酒为林，以肉为池"的记载和《短歌行》中"何以解忧，唯有杜康"的名句，则是中国古时酿酒业兴旺发展的又一佐证。

酒有"百药之长"的说法。

经典记载　酒的医学功能，在历代本草中论之颇详，有说酒"行药势，杀百邪恶毒气"的，有说酒"通血脉，厚肠胃，润皮肤，散湿气，消忧发怒，宣言畅意"的，有说酒"养脾气，扶肝，除风下气"的，有说酒"少饮则和血行气，壮神御寒，消遣助兴"的，等等。

药用　酒既可以单独作为药物，也可以配入复方及作为辅料与其他药物一起使用。酒与药的这种有机结合，起码有五个方面的作用：改变药性，引药归经；增强温补肝肾的作用；增强活血通络的作用；矫正药物的不良气味，减少药物的副作用；增加药物有效成分的析出。一句话，作为治病、健身之用，酒是有益的。

饮酒过度则生害，这是酒的另一面。

酗酒误事、伤人，是人人都知道的常识，但酗酒的事在古今中外都不断有发生，不能不引起人们的重视。

经典记载　古医籍《本草备要》《饮膳正要》中关于"酒多饮发怒、助欲，致生湿热诸病""多饮伤神损寿，易人本性，其毒甚也。醉酒过度，丧生之源"等对狂饮与酗酒危害的认识，可谓警世之言。

李时珍感慨地议论：沉湎无度，醉以为常者，轻则致残败行，甚则丧邦亡家而殒躯命，其害可胜言哉？

酿酒原料

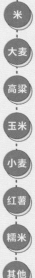 米 大麦 高粱 玉米 小麦 红薯 糯米 其他

健康小方

正确应用酒的功能，本不是坏事，超出了正常的度就会出现问题。科学的提法是，适度饮酒、无损害饮酒，让酒为生活提供正能量。

乌精益寿酒
- **材料**

制首乌 ………… 20 克
黄精 …………… 30 克
白酒 ………… 500 毫升
- **用法**

二物加入高度白酒中浸泡半月。开坛后每次饮15 毫升
- **功效**

有益肾养精、补气生血、悦颜益寿之功

绿豆醒酒汤
- **材料**

绿豆 …………… 50 克
甘草 …………… 10 克
- **用法**

二物一起煎煮，开锅前加入红糖适量
- **功效**

对饮酒过度引起的精神恍惚、语言错乱、呕而吐不出等症状有效

二十八、清茶一杯养性情

在历史上，茶既是普通老百姓喜欢的饮品，更是达官贵人们讲究的奢侈品。皇帝中喝茶讲究、对茶有专门研究者也大有人在。

唐朝皇帝爱茶，唐太宗嫁文成公主入藏时，专门把茶作为陪嫁品带去，由此兴起了茶为聘礼之风。

宋朝皇帝爱茶，宋徽宗亲自撰写了茶学专著《大观茶论》，把采茶、品茶、藏茶的学问尽悉交代。

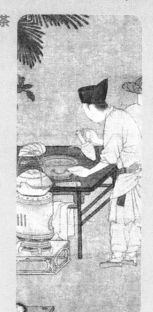

茶

清朝皇帝爱茶，康熙皇帝在太湖畔把当地洞庭山的名茶"吓煞人香"改名为"碧螺春"。

乾隆皇帝更甚，走到哪里都有茶的故事：到了杭州，把龙井胡公庙旁的18棵茶树封为"御茶"；到了武夷山，把三棵茶树封为"大红袍"；到了安溪，把乌龙茶封为"铁观音"……据《清稗类钞》记载，他还专门制造了一个银斗，用于测量各地饮茶水的重量、判断水质量的优劣。他写有饮茶诗《荷露煮茗》，还在诗前注释：水以轻为贵，玉泉水重一两，轻于玉泉者惟雪水与荷露。他一生饮茶成癖，退位后又在北海的镜清斋专门设立了"焙茶坞"。

有关资料显示，茶是全球仅次于水的最普遍饮料，目前全世界的茶叶有二千多个品种，中国的数量位居第一。

茶叶最早起源于我国，距今有二千年以上的历史。公元前1世纪王褒的《僮约》中已有「武都买茶」的话，这和近代考证中提出的茶初产于四川的观点相符。

我国茶的品种很多，绿茶、红茶、乌龙茶、紧压茶、窨花茶等难以计数。

茶的产地也很广，几乎每个省份都有自己的特色茶种。

品种

产地

古今功用

茶叶的主要成分是咖啡碱、鞣质、茶精、维生素 C 和挥发油等，它们分别具有兴奋大脑皮质、加强心肌收缩力、扩张皮肤、利尿、解除平滑肌痉挛、抑制致病微生物生长等作用。国人还总结出茶养性雅志、助食增欲、兴奋提神等作用，把茶融入健康生活的方方面面。

经典记载　茶最早用于治病的记载见于东汉时期成书的《神农本草经》，书中说："神农尝百草，日遇七十二毒，得茶而解之。"茶，就是茶的别名。很显然，茶在当时已经被神农氏当成解毒药物使用了。

经方验方　茶作为复方成分入药的应用也很多，如《赤水玄珠》中治风热上攻、头目昏痛的茶调散；《万氏家藏方》中治各种喉症的茶柏散；《圣济总录》中治霍乱后烦躁不安的姜茶散，治小便不通、脐下满闷的海金沙散等，都是临床效果很好的经验方。

功用总结　中华人民共和国成立后编纂的《中药大辞典》综合了各家之说，总结出茶具有清头目、除心烦、化痰、消食、利尿、解毒六大功能，以用于对头痛、目昏、嗜睡、心烦、口渴、食积、痰滞、泻痢、疟疾的治疗。

茶之色泽

青

红

绿

白

黑

黄

其他

茶对人体健康的作用，主要表现在饮茶上，让人们在不知不觉的品味中获得健康支持；专门用茶治病，主要是医生的行为。

姜茶
• **材料**
红茶…………… 9 克
生姜………… 3 片
• **用法**
一起用沸水浸泡 10 分钟，可反复加水饮用
• **功效**
对感受风寒表现出的头痛身重、鼻塞清涕、咳嗽痰多者有直接效果

醋茶
• **材料**
绿茶…………… 12 克
食醋………… 10 毫升
• **用法**
绿茶煎煮 5 分钟后加入食醋，一日一二次饮服，连服 3 日
• **功效**
对痢疾脓血、腹胀腹痛、饮食不下者有效

二十九、三斗酽醋做宰相

"早晨开门七件事，柴米油盐酱醋茶。"

醋不仅是寻常老百姓生活中的必需品，而且早期是作为生活中的奢侈品出现的。在达官贵人的餐桌上，放不放醋是一条重要的等级标准，宋代吕本中在《官箴》中记载，王沂公常说"吃得三斗酽醋，方做得宰相"，盖言忍受得事。

吃醋就吃呗，这话可不能随便说。许多地方把"吃醋"说成"吃忌讳"，因为"吃醋"常被作为男女情爱中嫉妒的代称。据说这是唐王李世民的过错。

当年李世民要将美女赏赐给有功之臣房玄龄，房妻坚决不同意。李世民就拿以"毒酒"赐死相要挟，谁知房妻宁肯选择死也不接受他的赏赐。她端起"毒酒"一饮而尽，不料喝的竟是醋，这就有了"吃醋"的典故。

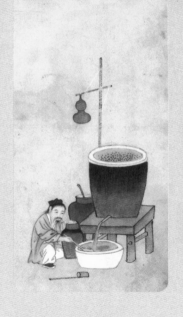

醋

醋在我国有悠久的历史，最迟可以追溯到春秋战国时期，那时不仅出现了酿醋的专门作坊，而且有了用醋治病的医生扁鹊，说明当时人们对醋的用处有了相当高水平的认识。之后，酿醋业在我国不断发展，原料的广泛性、工艺的科学性和产地的群体化、品种的多样化都居于世界领先水平。

醋的应用首先反映在生活上。

炒菜时加醋，可以保护蔬菜中维生素免受破坏；烧排骨时加醋，可以促进骨质分解，使其转化为对人体有用的钙和磷；做鱼时加醋，可以消除腥味；吃油腻食物时加醋，使人有利口之感。春、冬季用醋熏房，可以预防感冒；夏、秋季用醋加白糖制酸梅汤，可以生津止渴。

把醋作为药用的历史也相当悠久，见于各种医籍中的记载很多。

经典记载　在《伤寒杂病论》中，醋被称为"苦酒"，张仲景曾创立苦酒汤，用它治疗咽中生疮、发音困难的少阴病；创立黄芪桂枝芍药苦酒汤，用它治疗身肿发热、口渴引饮、汗出发黄的黄汗病。

其他运用　醋作为引经药，以发挥药的效力，帮助药有效到达病所。醋还用于中药的炮制，使一些药物（如延胡索、鳖甲、龟板等）经过醋的炮制后改善性能、增强疗效。

现代临床　有用醋预防流行性感冒和流行性脑脊髓膜炎的，一般采取闭门在室内蒸熏的方法。有用醋治疗急慢性肝炎、胆道蛔虫和一般性外科炎症的，均有明显作用。

酿醋原料

 高粱
 大米
大麦
 小米
 酒
 玉米
其他

健康小方

醋与生活关系密切，醋的保健功能也为不少老百姓所熟知，喝醋治细小的鱼骨鲠喉、用醋熏屋子消毒等方法，在生活中的运用相当普遍。

醋泡甘草

- **材料**

甘草梢…………　30 克
米醋…………　500 毫升

- **用法**

甘草梢泡于米醋中，一周后取出少许擦洗患处，每日 2 次，连用 1 周

- **功效**

对手掌脱皮、鹅掌风、灰指甲有效

醋泡鸡蛋

- **材料**

新鲜鸡蛋…………　9 枚
米醋…………　1 000 毫升

- **用法**

将新鲜鸡蛋泡于米醋中，一周后取出食用。每天煮食 1 枚鸡蛋、口服 15 毫升泡鸡蛋的醋

- **功效**

对急慢性肝炎、肝硬化、肝腹水的辅助治疗有效

在中国人所食的粥中，影响最大的莫过于"腊八粥"。

据说，腊月初八这一天是佛祖释迦牟尼成道之日，佛家信徒集百家粮为粥以为纪念。后来这一做法传向了社会，形成了具有更广泛意义的习俗。对此，《梵天庐丛录》有云：十二月初八，为腊八，僧尼每先日令比丘出募米粟，谓之"化腊八"。是日民家皆煮为食，杂以果品，奢俭各殊。

关于腊八粥的成分，《燕京岁时记》说得更详细："用黄米、白米、江米、小米、菱角米、粟子、红豇豆、长皮枣泥等，合水煮熟，外用染红桃仁、杏仁、瓜子、花生、榛穰、松子及白糖、红糖、琐琐葡萄，以作点染。"

由于南北方食俗和爱好不一，实际上腊八粥的内容是五花八门、没有定式的。特别是到了近代，它基本失去了本意，变成一种象征性的节庆饮食了。

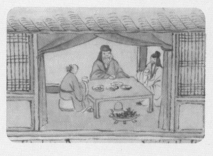

粥 是中国人生活中最平常的食物之一。

历史 根据《礼记·月令》中『养衰老，授几杖，行糜粥』的记载，食粥在我国已有几千年的历史。

做法 古时对粥的做法也十分讲究，《随园食单》中说：『见水不见米，非粥也；见米不见水，非粥也。』『水米融洽，柔腻如一，而后谓之粥。』这『柔腻』，反映的是一种工艺；这『融洽』，包含的是一种效果。

古今功用

从营养学角度看，寒冬腊月吃一顿内容如此丰富的热粥，既可由兴致刺激起食欲，又能增加人体能量，起到暖胃消寒的作用，应该说是一件快事。

粥内的多种谷豆和果蔬，可以起到互补作用。其中构成蛋白质的多种氨基酸齐全，各种维生素、脂肪及钙、磷、铁含量丰富，对健康的益处是不言而喻的。

功能 粥容易被消化吸收，可以补脾胃、益气血、强体魄。

经典记载 清代著名医家王士雄称赞说："粥为天下之第一补物。"宋代词人陆游吟咏说："世人个个学长年，不悟长年在目前。我得宛丘平易法，只将食粥致神仙。"

中医根据季节、气候和人的体质特点，在粥中配入各种不同的药物，使它成为独具特色的"药粥"，这不能不说是一种创造。

作为中医食疗的一种，"药粥"以食助药，以药助食，有亦食亦药之效，成为中医防病疗疾的一个组成部分。按照中医"辨证施吃"的基本原则，运用药粥，既要按阴阳、气血、寒热、虚实的理论进行准确辨证，又要依据因人、因时、因地的理念进行合理配伍。

就四季气候特点而论，粥的吃法有讲究。

春天 乍暖还寒，应以养阳为主，可用肉苁蓉粥、核桃仁粥。

夏天 酷暑难熬，应以清暑为主，可用绿豆粥、滑石粥。

秋天 气候干燥，应以滋阴为主，可用百合粥、桑椹粥。

冬天 寒流滚滚，应以保暖为主，可用羊肉粥、人参粥。

常配药材

黄芪

枸杞

龙眼

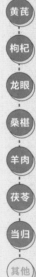
桑椹

羊肉

茯苓

当归

其他